单病例随机对照试验理论与实践

主　编　商洪才　田贵华

副主编　翟静波　李　江

编　者（以姓氏笔画为序）

王　辉（天津中医药大学）
田贵华（北京中医药大学东直门医院）
刘　岩（北京中医药大学东直门医院）
刘　智（天津中医药大学）
孙　杨（北京中医药大学东直门医院）
李　江（中国医学科学院肿瘤医院）
李　敏（北京中医药大学）
李　博（北京市中医研究所）
李承羽（北京中医药大学）
邱瑞瑾（北京中医药大学东直门医院）
张大铮（成都中医药大学）
张晓雨（北京中医药大学）
陈诗琪（北京中医药大学）
陈新林（广州中医药大学）
郑　蕊（北京中医药大学）
赵　晨（中国中医科学院中医临床基础医学研究所）
胡　晶（北京市中医研究所）
胡嘉元（北京中医药大学）
黄海茵（上海中医药大学附属岳阳中西医结合医院）
商洪才（北京中医药大学东直门医院）
翟静波（天津中医药大学）

人民卫生出版社

图书在版编目(CIP)数据

单病例随机对照试验理论与实践/商洪才,田贵华主编. —北京:人民卫生出版社,2019
ISBN 978-7-117-28909-2

Ⅰ. ①单…　Ⅱ. ①商…②田…　Ⅲ. ①临床医学-病案-试验　Ⅳ. ①R4-33

中国版本图书馆CIP数据核字(2019)第209380号

单病例随机对照试验理论与实践

主　　编: 商洪才　田贵华
出版发行: 人民卫生出版社(中继线 010-59780011)
地　　址: 北京市朝阳区潘家园南里19号
邮　　编: 100021
E - mail: pmph @ pmph.com
购书热线: 010-59787592　010-59787584　010-65264830
印　　刷: 北京盛通印刷股份有限公司
经　　销: 新华书店
开　　本: 710×1000　1/16　**印张:** 8
字　　数: 119千字
版　　次: 2019年12月第1版　2019年12月第1版第1次印刷
标准书号: ISBN 978-7-117-28909-2
定　　价: 70.00元
打击盗版举报电话: 010-59787491　E-mail: WQ @ pmph.com
质量问题联系电话: 010-59787234　E-mail: zhiliang @ pmph.com

前　言

自 1986 年 Gordon Guyatt 教授团队对一名过敏性哮喘患者进行随机、交叉对照试验以选择适用于该患者的最佳治疗方案以来，单病例随机对照试验已经过了 30 余年的发展，作为个体化诊疗思想潮流下随机对照试验的衍生产物，其对临床研究具有划时代的意义。单病例随机对照试验能够有效地规避多中心随机对照试验所产生的平均效应与临床异质性，在针对单个患者的个体化诊疗和试验方法方面，能够帮助临床医生及患者得出最佳的临床决策方案，是在循证医学指导下获得科学客观的高质量证据的不可或缺的研究模式。目前，单病例随机对照试验位于临床研究证据金字塔的最高等级，对临床实践具有重要指导作用。

然而，目前国内尚缺乏高质量的单病例随机对照试验研究，一方面在于国内临床研究者对于单病例随机对照试验的认识度不够，另一方面在于国内缺乏针对单病例随机对照试验设计和实施的相关方法学指导。缺少科学、规范的方法指导，将直接影响单病例随机对照试验研究结果的可靠性与真实性以及研究成果的利用和转化。

本书是针对单病例随机对照试验理论与实践进行系统介绍的专著。其主要面向广大的临床医生及研究者，旨在对他们进行单病例随机对照试验设计、实施、数据管理、统计分析及报告的详细指导。全书共九章；第一章对单病例随机对照试验的相关基础理论进行介绍；第二至五章从试验设计到试验结果的报告发表，系统介绍如何规范地开展一项单病例随机对照试验；第六、七章介绍目前单病例随机对照试验的应用情况及其在中药物领域的应用；第八、九章是单病例随机对照试验的系统评价和经济学评价的相关内容。

本书由集临床医生、方法学及统计学专家为一体的专业团队合力撰写，在此由衷地感谢每一位编写成员所付出的辛勤汗水。虽经努力即将付梓，但本书在基础理论及临床实践的信息采集中难免存在诸多不足，今后会加强相关理论和实证研究，进一步丰富和完善单病例随机对照试验设计的理论与实践内容。

编 者

2019 年 9 月

目　　录

第一章

概　述

第一节　单病例随机对照试验的定义

单病例随机对照试验是针对单个患者或一系列的单个患者所设计的前瞻性临床随机交叉对照试验，目前在循证医学的证据级别中被认定为最高级别，也就是一级证据，它是目前被认为的唯一能够以最科学的试验方法切实地为每个患者谋取最大化利益的一种临床试验的研究方法。单病例随机对照试验，英文名称有 randomized controlled trial（RCT）in individual patient，single case experiment，N-of-1 trial，N-of-1 RCT 和 N-of-1 study 等，其中 N-of-1 trial 最为常用（以下均以 N-of-1 试验简称）。

N-of-1 试验是国际临床研究专家认定的比较实效研究（comparative effectiveness research，CER）中对单个患者进行的一种试验设计类型。CER 旨在为医护人员、政府、保险机构及患者提供科学的医疗依据。同时，在临床药物研发、生产和投放市场的过程中，N-of-1 试验针对于个体患者研究应用的优势也得到了药物制造商与卫生政策决策者的青睐和前所未有的重视。

N-of-1 试验是以个体患者自身为研究对象，设置多轮试验期与对照期交替的对比研究。完整的 N-of-1 试验通常需要 3 轮或 3 轮以上的对照交叉，如果有特殊原因，2 轮或 2 轮以上的对照试验也能够被认可。

试验中的每轮交叉研究中均设置有试验期（被研究的干预措施）和对照期（对照干预措施或安慰剂）。同时，每轮两期的顺序必须是由不参与治疗方案确定和给药的第三方人员随机分配，保证患者、治疗方案确定者和结局数据记录者对分配的信息不知晓；严格执行随机分配的顺序。试验期或者对照期之后，设置洗脱期来清除治疗残余效果的影响，详实记录治疗结局指标（症状、体征、检查结果等）数据，综合统计分析，评价结局指标，指导个体患者的诊疗策略的制订及护理和治疗（图 1-1）。

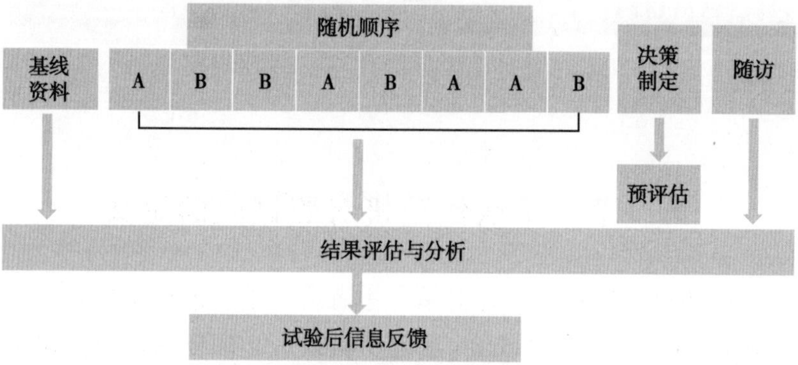

图 1-1 单病例随机对照试验模式图

第二节 单病例随机对照试验的特点

N-of-1 试验有如下特点：①适用于个体差异性大的患者，所患疾病包括一些缓慢发展的身心综合疾病（如冠心病、肺动脉高压病）、罕见病（如阵发性睡眠性血红蛋白尿症）及家族遗传病（如系统性红斑狼疮）等，也适用于门诊就诊患者的临床研究；②患者可积极主动地参与到临床试验研究中，参与到自身的治疗措施评价中，和主治医生共同评价干预措施的效果，增强了患者的主动性及对试验的依从性。患者可以在试验进行的过程中，选择对自身诊疗最有效、最能够被接受的方式，患者也可以在选择出最佳诊疗方案后，提出对试验终止的建议，这既不会影响到其他受试者的利益，也可加强和改善医患间的关系；③洗脱期的设置最大限度地清除了前一干预措施残留的影响；④可以是多个、同种疾病情况的患者，如果是系列患者的 N-of-1 试验研究，在试验数据统计分析时，应当合并分析，这能够在数据处理环节最大限度地减小各种潜在偏倚（如观察偏倚、测量偏倚）；⑤疗效结局指标可以是定性指标，也可以是定量指标，需要遵循的原则就是要易于观察、易于记录和易于选择统计软件进行分析，结局指标可以由医生、研究者和患者共同确定；⑥能够改善对患者治疗的时长，对时间进行合理的管理，节省费用。

N-of-1 试验适用于慢性的、稳定的以及病程缓慢的疾病，其中无论是临床症状评估指标还是实验室指标均可以证明病情的发展程度。急性进展的疾病不适合使用 N-of-1 试验，因为急性疾病的病程很短，无法进行多次反复的交叉试验，疾病就已经发展到终结；快速进展的慢性疾病或者是较易引起卒中和死亡的疾病也不适用该试验。无明显的可用客观数值测量的疾病在结局指标的选择和评价方面存在着困难，如血压、低密度脂蛋白、红细胞沉降率和眼内压等可以被检测到的指标都可以顺利进行单病例、随机、对照的设计，反之则需要在一定条件下方可进行。尤其值得注意的是，N-of-1 试验中被评估的干预措施需要有能够快速起效与疗程结束后快速消退的特性。如果是缓慢起效的干预措施（如在类风湿关节炎中使用的药物甲氨蝶呤）则需要延长治疗期的时长，这可能会超出医师和患者可以接受的研究时间长度。另外，洗脱期设置的重要性是不可忽略的，它的存在可以甄别效果是来自上一次干预措施的效应还是现在所实施的干预措施的效果。

第三节 单病例随机对照试验的用途

N-of-1 试验除能确定某种干预措施对具体患者是否有效或哪种更有效外，还可以作为新药上市前的临床试验手段之一。N-of-1 试验属于比较实效研究的一种类型，既有随机的方式，又使用了双盲的方法，使得个体化研究更具备科学性。

N-of-1 试验可以为中医药发展和循证医学研究模式的结合提供一个非常好的桥梁，它的兴起与发展也能够为中医药临床疗效研究的方法开启新的广阔天地，将临床试验中方法的科学性、数据的可靠性及伦理道德等与中医药诊疗观念有机地结合起来。合理科学地阐明中医药的疗效，使其能够更加符合循证医学模式的要求，也使中医药得到科学的评价，获得高质量的证据，从而实现中医药被国际临床实践领域所认可而达到现代化和国际化。

第四节 单病例随机对照试验的起源和发展

最早的N-of-1试验，实际上是对个体患者疾病两种治疗措施的对比研究，于1786年在英国实施，该研究报告文献收录在詹姆斯•林德图书馆(the James Lind Library)。试验的具体内容是对14名排便次数减少的肠易激综合征患者进行最优治疗措施的选择，对比英国大黄(草本药材，蓼科大黄属)和土耳其大黄治疗大便不通及积滞泻痢效果的对照研究。因为当时没有充足的财力购买土耳其大黄这种对照药物，从而导致试验原计划的后续交叉对照部分无法顺利地实施，试验仅仅进行了一轮(包括两期：试验期使用英国大黄，对照期使用土耳其大黄)，英国布里斯托大学的Caleb Parry，也就是试验的主要负责人在报告试验时，仅简要描述了简单的疾病背景、研究实施过程和得出的结果，并没有总结出单个病例对比研究的基本原则及通用的步骤方法。

1932年，德国柏林临床流行病学学者Paul Martini编著并出版了一本关于临床试验研究方法的书籍，其中有部分内容提到了N-of-1试验概念的前身，也就是单个病例交叉对照研究的实施原则，规定这种试验应当实施两个周期以上，而且需要在试验中对患者使用盲法。

1953年，英国伯明翰大学生物统计与流行病学两名专家Hogben和Sim教授发表了一篇译名为“低发病率疾病的自身对照和记录的临床试验”(self-controlled and self-recorded clinical trial for low-grade morbidity)的论文，他们指出，大样本、平行组的随机对照试验评估是两种干预措施治疗某一疾病疗效差异的平均效应，但事实上没有研究者能够真正地将这种平均效应应用到具体的患者身上，而也没有患者能够切实地达到这种平均效应或从这种平均效应中获益。长久以来，临床医生们一直对如何将平行随机对照试验的结果应用到个体患者中非常谨慎。医生每天都在医院门诊或住院病房进行细致的观察，为的是关注个体患者对其所接受治疗措施的效果及反应的变化，从而获得个体患者的诊疗数据证据。即使某种治疗干预措施的结果平均效应显示较好，但是直到该干预措施在某个个体患者身体上进行了有效性和安全性的测试验证后，医生和研究者们才能够确定这个“平均效应”究竟是否适用于个体患者。Hogben 和 Sim 教授并不是基于简单的认识而提出这个问题的普遍性，而是针对问题切实地提出了解决的方案，那就是在这种能够得出“平均效应”的临床试验之外又为临床医生和研究人员提供了另一种选择，即“自我控制和管理的临床试验”(self-controlled/self-managed clinical trial)，也就是我们现在研究单个病例试验的雏形。Hogben 和 Sim 教授的文章既是一篇方法论的阐述，同时也是一篇对一名重症肌无力患者进行的自身交叉对照试验的报告。这在 20 世纪 50 年代医学研究界引起的轰动，不亚于 1948 年实施的链霉素对肺结核有效性的随机对照试验，也为以后的试验方法学研究奠定了坚实的基础。

20 世纪 60 年代，这种能够自我控制和自我管理的对照交叉试验，被广泛应用在心理行为学领域。20 世纪 70 年代，这种试验有了一个较为统一的名称，即“单个病例的研究设计”(single case research design)。

1978 年、1982 年和 1984 年，美国的三位流行病学专家先后出版了关于单个病例临床试验研究设计和统计分析方法的著作。

1986 年，加拿大 Gordon Guyatt 教授团队对一名 65 岁有过敏性哮喘的患者在治疗性干预措施沙丁胺醇、氨茶碱和异丙托溴铵这三种药物中选择最佳治疗方案时，采用了单个病例的交叉对照试验的方法，设计了 3 轮试验。每轮试验采用了随机顺序分配隐藏的方法对试验期与对照期的顺序进行了分配，对患者和数据统计人员都实施了盲法，结论得出了当时适用于该哮喘患者的最佳治疗方式的证据。这篇研究报告发表于国际权威医学期刊《新英格兰医学杂志》(*The New England Journal of Medicine*, NEJM)。尤其值得提出的是，Guyatt 教授对这种引入了随机隐藏分配思想的单个病例的交叉对照研究进行了重新定义，提出了“N-of-1 trial”的概念[randomized controlled trial in individual patient, single patient (N-of-1) trial]。

1988 年，具体的试验实施原则及步骤的指南报告发表于 NEJM。

1990 年，该团队对 1986—1989 年 73 例有不同疾病患者实施的 N-of-1 试验(研究的疾病包括有慢性头痛、失眠、慢性阻塞性肺疾病、类风湿关节炎、骨关节炎和过敏性哮喘)进行了全面详细地总结，对数据做出了客观地统计分析，进一步验证并仔细描述了 N-of-1 试验方法的适用性、可行性和潜在优势。在《内科学年鉴》(*Annals of Internal Medicine*)发表了包括 N-of-1 试验的研究设计的标准、条件及实施步骤的论著。研究一经发表，立刻获得了临床医学研究各界人员的广泛关注。同年，Guyatt 教授发表了另一篇代表性论文 N of 1 randomized trials for investigating new drugs，阐述了 N-of-1 试验在新药研发的前期试验中具有显著的短时间和低成本的优势，又能够为个体患者的决策发挥巨大的作用，预测该试验将会在新药的三期、四期临床试验中拥有较好的前景。

1990 年和 1993 年，美国华盛顿大学 Larson 教授在《美国医学会杂志》(*Journal of the American Medical Association*，JAMA）发表论文，基于 Guyatt 教授所提出的方法和原则，实际应用在临床医学研究中，以提高研究质量，促进临床医学个体化研究的实践。同年，挪威医学统计学专家 Johannessen 教授在其论著中全面探讨了单病例随机对照交叉试验的统计学问题，尤其是交叉效果的分析，奠定了 N-of-1 试验统计分析方法的基础。

1998 年英国 Stephen Senn 教授撰写的研究个体化病例结果的需求试验一文发表在《英国医学杂志》(*British Medical Journal*，BMJ)，引起了一时轰动，Stephen 教授与 Guyatt 教授受邀在 BMJ 设置的专栏进行深入探讨，不仅让 N-of-1 试验的原则更加合理化，也表明欧洲临床试验研究人员已经充分认识到 N-of-1 试验的优势。

1999 年，澳大利亚昆士兰大学癌症研究中心 Jane Nikles 博士带领的团队在昆士兰地区建立了一个特殊的服务项目称为“General Practice”，主要是针对有儿童注意力缺陷 / 多动症、骨关节炎和恶性肿瘤姑息治疗阶段这三种疾病的患者开展“N-of-1 service”，即单个病例的试验研究服务。为这些患者长期接受治疗的过程中，选择最有利的方案。对于患者来说，可以用较短的时间决定出对自己最为有效的治疗措施，对于医师来说，可以为治疗措施选择得出客观的数据证据，而对于医疗保险部门，这项试验的确为他们节省了大量的资金。因此，该项服务通过电视和广播广告节目的推广，很快被澳大利亚全国卫生服务行业所采纳并大规模地学习和实践。截止 2007 年，General Practice 团队已经进行了数百个 N-of-1 试验，其基金资助除了来自医院和某些医药集团，还来自于联邦政府的卫生项目拨款。

2003 年加拿大阿尔伯特大学补充替代医学研究中心 Sunita Vohra 教授在其工作医院开展了 N-of-1 试验，主要侧重于在补充替代医学（complementary and alternative medicine，CAM）领域中对干预措施的选择和决定。中心最初进行了四组针对单个独立患者的N-of-1试验，第一组是使用益生菌干预腹泻型肠易激综合征，第二组是褪黑素干预注意力缺失症，第三组是使用针刺法干预癌症化疗后引起的呕吐，第四组是顺势疗法干预过敏性湿疹。值得关注的是，除进行试验之外，Sunita教授首次在当地医学伦理委员会的正式议案中引入了N-of-1试验，也就是说该试验已经发展成为一个科学的个体化临床研究，研究人员的试验设计必须要通过至少是医院级别的医学伦理委员会的审查和决议才可以进一步开展。

2004年，美国加州大学戴维斯分校医学中心卫生政策与研究中心Richard Kravitz教授在卫生政策领域的顶级期刊《米尔班克季刊》(*Milbank Quarterly*)发表论文探讨了循证医学(evidence based medicine，EBM)、临床多中心对照试验研究所产生的平均效应(average effect)与治疗效果异质性(heterogeneity of treatment effectiveness)的关系问题，得出的结论是治疗效果的异质性根据患者自身情况的不同而不同。作为设计严谨的、针对单个患者的个性化试验方法，N-of-1试验能够得出更有益于患者个人的诊疗结论，并有助于实现循证医学在临床实践中获得科学、客观的高质量证据这一目标。

2008年美国国立卫生研究院(National Institute of Health，NIH)以及罗氏医药集团公司对Kravitz教授的N-of-1试验研究进行大额度的资金资助，Kravitz教授以美国加利福尼亚州的南北两座大型城市(萨克拉门托和洛杉矶)为研究地域，对21名内科医师(包括全科内科医生、家庭内科医生、儿科医生及风湿科医生)和32名慢性疾病的患者进行调查研究，充分了解和分析医生和患者对N-of-1试验的观点和意见，以便总结优势和不足，使N-of-1试验更好地为患者服务。

2012年，Kravitz教授得到美国卫生保健研究与质量管理局(Agency for Healthcare Research and Quality，AHRQ)的资助，与美国加州大学旧金山分校、美国哥伦比亚大学医学部、美国塔夫茨大学医学部和加拿大阿尔伯特大学的多名专家合作编著了《单病例随机对照试验使用指南》(*Design and Implementation of N-of-1 Trials*: *A User's Guide*)一书，系统介绍了N-of-1试验的概念原理、发展优势和使用局限性、伦理道德审查、试验经济成本分析、试验统计分析模型、试验中可能利用的信息技术研发使用和培训管理等方面的内容。

第二章

单病例随机对照试验方案设计

第一节　单病例随机对照试验的应用条件

一、现有证据不足

在临床研究中，平行组（parallel group）的随机对照试验是判断干预措施效果的“金标准”设计。它能提供有关某一干预措施在一个特定人群中平均效应的信息，这种效应是多个个体效应的集合。然而，大多数的患者可能不适合或无法参加这类临床试验。这种设计得出的结果往往反映的只是试验纳入的受试对象对药物的平均效应，所以可能会出现随机对照试验结果显示有效的药物，在临床实践中针对某个具体的病例时其疗效却低于平均效应甚至无效。再者，患者的情况可能与评价药物时所进行的随机对照试验纳入的病例不完全相同（例如：伴有某些合并症）。此外，对于一些罕见疾病或特殊条件的患者，平行组随机对照试验是不可行的。患者就医时总想知道：哪种治疗方法对我比较有效？遗憾的是，现有的研究证据难以圆满地回答这一问题。

以上情况导致临床医生需要对单个患者进行“治疗试验”，以证实某一干预措施对于该患者的疗效。其过程为接诊患者→做出诊断→处方→观察疗效。但此类“治疗试验”可由于下列 3 种因素导致严重的统计偏倚：安慰剂效应、患者对疗效的期望以及疾病本身的自然转归及波动。即使没有任何药物，患者也可能已经改善了。医生和患者的乐观情绪可能导致治疗效果的夸大误判。最后，当人们在服用新的药物时，即使在没有任何针对疾病的特定活动时，他们也会感觉更好（安慰剂效应）。为了避免这些缺陷，临床医生必须有针对单个患者的科学的试验设计，遵循重复、随机、均衡、对照、盲法等原则，设定系统量化的疗效评价指标，最大限度地减少这些偏倚，N-of-1 试验即是这样严格设计的个体化研究实践。

二、研究目的需要

临床实践的最终目标对象是患者个体。我们正在迈向以基因组学与蛋白质组学为基础的个体化医学时代，医学界逐渐认识到，对一般慢性疾病的整体人群进行医学干预存在一定的困难，且疗效不佳，促使医学实践重视患者的个体特征，寻求个体化的治疗。N-of-1 试验是临床医生判断某一治疗措施对一个特定个体治疗效果的有用工具。在某些适当的情况下，在医学工作中结合 N-of-1 试验研究常用药物的效应，对于个体以及总的人群都是合理的。

一般而言，以下情况可能需要进行 N-of-1 试验：

1. 某些特殊患者人群　如罕见疾病、年幼或老年人群，或亚人群（如某一疾病伴有合并症或并发症患者，往往被忽视或在传统的随机对照试验中被排除）；

2. 平行组的随机对照试验显示有 50% 或以上的患者无效；

3. 对于该患者的最佳药物剂量尚不确定；

4. 医生或患者均怀疑某一药物对该患者具有某种不良反应，但无法确定；

5. 患者坚持接受临床医生认为是无用的或有害的干预措施，从逻辑上未能说服该患者，需要 N-of-1 试验的阴性结果才可能使之放弃；

6. 药物评价　使个例患者也有机会进入药物治疗试验，拓宽了药物使用的范围，特别是对早期新药的评价；

7. 启发假设　在异质人群中发现对某药物治疗有效的特殊人群亚组。

此外，某些情况下，患者偏好某一种治疗方法，其费用的支付方要求进行 N-of-1 试验以验证其疗效及是否值得支付。

N-of-1 试验还很适合研究草药制剂、食物补充剂和行为治疗，包括生活方式、行为以及补充与替代医学的干预等。

在中医“整体观”指导下的“辨证施治”是中医诊治疾病的特色与精髓之一，形成了中医特色的个体化治疗。中医干预措施的这种变异性常常使大样本的随机对照试验难以实行标准化，采用固定配方又难以体现中医辨证论治的优越性。因此基于群体的随机对照试验与中医药的辨证论治特色不相适应，缺乏可靠的、基于循证医学的疗效评价方法阻碍了中医药学的国际化及其进一步发展。建立符合中医个体诊疗自身规律和特点的临床疗效评价方法非常必要。N-of-1 试验可避免因个体差异带来的影响，它不仅吸取了平行组随机对照试验的优点，而且个体化的治疗理念与中医辨证论治有相通之处，可提高中医药研究的质量。开展中医药 N-of-1 试验能够在规范、公认的方法学基础上，充分结合中医药辨证施治的特色，对中医药的疗效进行客观评价与分析。此外，N-of-1 试验还有其他一些特殊的优点，每个参与者均会接受试验和安慰剂治疗，这使得它比传统的随机对照试验（有 50% 的机会被分配到安慰剂组）更具吸引力。此外，N-of-1 试验使临床研究更多地接近临床实践，模糊了临床实践与科学研究的界限。Guyatt 教授甚至设想将 N-of-1 试验融入将来的一般临床实践中。这与追求“真实世界的科研”反映了相似的需求。

三、疾病特点满足

对于疾病而言，要求是非自限性疾病、病情较为稳定（如果是中医治疗，则中医证型应相对稳定），但需较长期服药的慢性的、稳定的或缓慢进展的疾病。如果基本条件是自限性，仅需短期治疗的疾病，无需进行 N-of-1 试验。

四、治疗措施满足

（一）患者方的密切配合

N-of-1 试验需要医患双方的密切合作。当临床医生认为需要为某一患者进行 N-of-1 试验，还需要有患者热衷于参与的意愿，并充分了解试验的性质。

（二）治疗具有快速起效与失效的特点

试验药物最好具有起效快、半衰期短、停止使用后药效消失快的特点，以减少残余效应对结果的影响。否则，不得不延长洗脱期，导致试验的可行性降低。具有治愈疾病潜能，或导致治疗目标永久性改变的药物，不适合 N-of-1 试验。

中药成分复杂，很难确定其半衰期，对于药物的治疗周期与残余效应不易掌握。可以先采取预试验来判断药物的起效时间与失效时间，据此确定洗脱期，若治疗方法起效较慢或失效时间过长，造成试验周期过长，不利于 N-of-1 试验的实施。

临床上的许多治疗药物（包括中药），可能难以满足快速起效与失效的特点。如果能够改进 N-of-1 试验的设计与数理统计方法，有可能使 N-of-1 试验的适用范围进一步扩大。

（三）理想的治疗持续时间

N-of-1 试验的周期越短，其可行性与依从性自然越好。但需要有足够的治疗时间以保证其有效性。其中，要有一定的治疗时间保证药物发挥完全的疗效，停药后保证一定的时间使药物完全失去作用，这些都需要相对长的治疗周期（periods）。

此外，许多 N-of-1 试验为防止或减轻某些疾病的发作或恶化（如偏头痛或癫痫发作），每个治疗周期必须足够长，以容纳疾病发作或急性加重的发生。一个粗略的计算方法，称为 3S 逆规则：如果一个事件平均每 X 天发生 1 次，我们需要观察 3×X 天，才有 95% 的可能性观察到至少 1 次事件的发生。

（四）药剂师的密切配合

N-of-1 试验的完成，药剂师的配合是必不可少的。药剂师负责将试验与对照药物制备得在外观、味道和质地上相一致。有少数情况下，制药公司可以供应这样的对照药物（安慰剂）。但是，在更多的情况下，需要药剂师把活性药物作进一步的加工。如果试验药本来是药片，药剂师可以将其压碎分装在胶囊中（缓释片除外）。虽然制备过程很耗时间，但在技术上并不困难。

药剂师的另一个角色是负责随机化与盲法的具体实施。N-of-1 试验随机化与盲法的方案交给药剂师后，需要药剂师用投币法决定试验组与对照组的代码，此代码即为试验盲底，由药剂师妥善保管。使负责 N-of-1 试验的临床医生与患者均保持盲态。

第二节　单病例随机对照试验的设计

一、试验设计

（一）治疗轮次

N-of-1 试验是以单个病例自身作为对照，其目的是通过反复在同一个体身上进行多次交叉对照研究，观察患者对某种（或多种）药物或干预措施与对照的反应。每一干预措施所持续的时间称为一个观察期（period），每一轮（pair）试验包括一个使用试验药物的观察期和一个使用对照药物的观察期。在试验过程中，受试者交替接受试验药与对照药。在每一轮试验开始时，采用事先确定的随机顺序决定是先接受试验药物还是对照药物，且研究过程中要求采用盲法。其治疗轮次一般要求 3 轮或 3 轮以上。如果在试验的任何时候感觉情况变坏，经医患双方同意，可以提前结束该治疗期，并转入下一期的治疗。当试验数据或医患双方能充分表明试验药物对事先制订的研究目标是否有作用时，则可终止试验。N-of-1 试验极具吸引力的特点之一，在于它允许患者和临床医生设计个性化试验方案，与临床实践密切结合。

有条件时，可以在每一期的开始和结束时测定血药浓度。

在 N-of-1 试验设计中严格遵循重复、随机、均衡、对照、盲法等原则。在标准的 N-of-1 试验中，如果总轮次数少（<4 次），在随机化确定每一轮次的用药顺序后，再加以平衡更为妥当。例如初始随机化方案为“ABABAB”，可稍作平衡，修改为“ABBAAB”。目的是尽量减少时间趋势对试验结果的影响。

治疗周期的长度应根据治疗药物的半衰期或者治疗（非药物）的起效与持续时间来决定。治疗周期延长则整个 N-of-1 试验时间亦延长，延长试验时间可增加准确性，但增加了完成试验的难度，以及延长接受较差治疗的时间。

（二）洗脱期

理论上在每个 N-of-1 试验的每一干预措施之间应设有一段药物洗脱期，以消除前一干预措施对后者的影响。洗脱期的设立使患者被迫花一段时间完全不治疗，这不仅不受患者的欢迎，在伦理学上也存在问题。如果患者会由于停止治疗而受到伤害，是设立洗脱期的禁忌。

因此，除非两种干预药物在相继应用时会产生不良反应，无需在两种干预措施（药物）之间插入一段洗脱期。在实际应用中，当治疗的半衰期小于治疗期的长度时，没有必要设立洗脱期。由于治疗半衰期常常难以得到很好的界定且因人而异，最保险的方法是选取足够长的治疗期，并频繁地（例如每天）测定结局指标。

例如，通过药物半衰期资料或预初试验结果，确定了 A、B 两种药物的观察期（period）各为 4 周，每个观察期最后一周测定的各项指标数据可以避免前一药物的残留效应（carryover），在此之前的 3 周为前一期用药（A 或 B 药）的洗脱期。这种方法不单独设立一段洗脱期，而在后一干预措施的观察期内通过分析方法（analytic methods）界定出前一干预措施的潜在洗脱期。

当观察期内可以进行指标的重复测量时，这种分析方法可用于处理残留效应及药物起效缓慢的情况。

（三）预备期

干预措施高度个体化的 N-of-1 试验，在正式试验开始前，需要先进行一个开放不设盲的预初试验，称为预备期或磨合期（run-in period）。在此期间，临床医生和患者都知道正在试验的药物，通过预初试验，可以初步了解试验药物的疗效，也可用于确定最佳药物剂量。如果有无法忍受的不良反应，则可以终止启动正式的 N-of-1 试验。避免 N-of-1 试验无果而终。

由于中药复方在体内的代谢过程往往是较难确定的，很难获得半衰期的数据。因此，可以根据预初试验来初步了解中药复方的疗效，制订该方剂相对合理的洗脱期。根据预先制订的疗效指标，如症状积分的变化等，得出服药后的起效时间，以及停药后疗效维持时间，制订洗脱期与观察期的时间长度。

多个 N-of-1 试验组成系列 N-of-1 试验（a series of N-of-1 trials）的形式，其干预措施相对固定，则无需进行预试验来了解其初步疗效与剂量。此时的预备期，其作用在于停用其他可能干扰 N-of-1 试验的治疗，使各项待评价指标的基线值（baseline）趋于稳定。N-of-1 试验的基本设计详见图 2-1。

（四）访视

N-of-1 试验开始后，应当在每个观察期前后进行访视，了解并记录患者的状况，收集患者日记或生活质量量表的信息，或进行必要的理化测定等。同时监测临床进展，服药依从性，不良事件和生活质量，并适时发放试验药物。每个观察期至少进行 2 次访视。

每个 N-of-1 试验结束后，医生应就试验结果与患者共同讨论，患者结合自身感受，决定是否采纳试验结果所建议的治疗方案。试验结束之后还应当继续随访 3 个月，监测患者的临床情况、后续不良事件和生活质量等方面的改变。

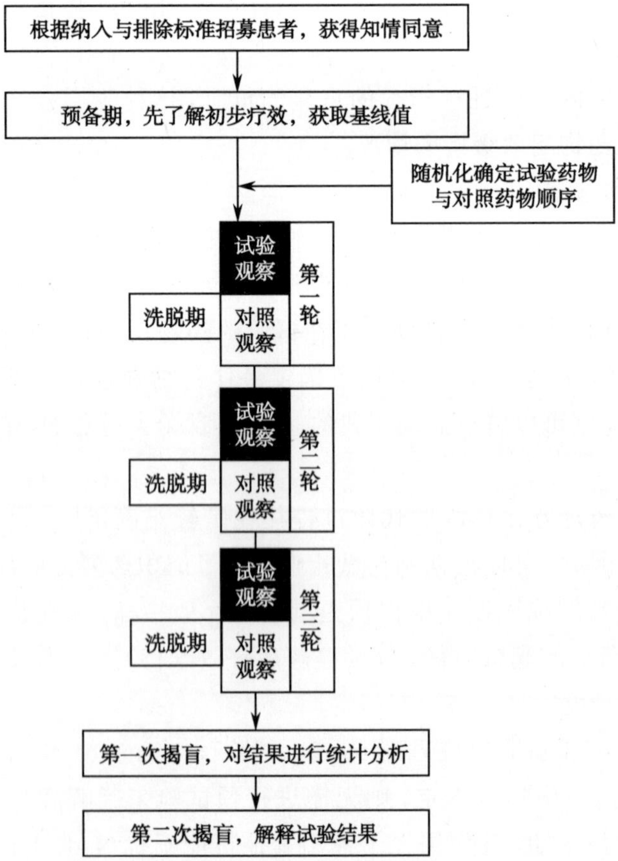

图 2-1　单病例随机对照试验基本设计模式图

（五）修正

在N-of-1试验正式开始后，在未揭盲的情况下，如果患者和临床医生都发现一种药物（或干预措施）明显优于另一种，则没有继续试验的必要。例如某些N-of-1试验设计了期中分析（interim analysis），如果一轮以上的试验数据经统计学处理表明，一种药物（或干预措施）优于另一种的可能性很大（>80%）或可能性很小（<20%），或一种药物（或干预措施）被发现具有难以忍受的不良反应，医患双方可以共同决定停止试验。这一原则可以提高试验效率，并避免患者继续接受不良的干预措施。

（六）慢性病急性加重的干扰

许多慢性病在相对稳定的状态下，会由于一些因素如感冒、劳累诱发急性加重，给N-of-1试验带来严重干扰。如慢性阻塞性肺疾病急性加重，哮喘急性发作等。一般情况下，发生急性加重，要中断试验并给予常规治疗。待疾病恢复稳定，并且症状积分回到基线，可以再开始试验。为了N-of-1试验的顺利完成，应当尽量避免选择急性加重频繁发作的患者。

二、受试者的选择

首先，N-of-1试验需要受试者有积极参与的意愿。

其次，关于受试者的选择，应区分两种情况：如果N-of-1试验的目的仅仅是为某个患者个体选择更好的治疗，严格意义上不属于科研的范围，其疾病特点满足N-of-1试验的要求（非自限性疾病、病情较为稳定），则没有年龄、性别或伴发疾病等的严格限制。

如果N-of-1试验的目的主要是为了科研，例如某些罕见疾病的系列N-of-1试验，某一疾病人群的特殊亚群的治疗特点等，则应当参考平行组随机对照试验的纳入、排除、剔除、脱落等标准，使同一系列的N-of-1试验受试者尽可能同质，通过荟萃分析（meta-analysis）等统计学处理，总结出某一特定人群的规律。

三、干预措施的选择

N-of-1试验的干预措施包括药物与非药物、行为治疗等（包括生活方式、行为）。对于待评价的干预措施而言，应是医生和/或患者对疗效及安全性尚存疑虑，具有起效快、半衰期短、停止使用后药效消失快的特点，以减少残余效应对结果的影响，并且干预措施从根本上不能改变疾病的病理生理状态或治愈疾病。

N-of-1 试验的一个显著特点是，就个体而言，如果满足了以上条件，干预措施通常可以量身定制，以满足个体患者的特殊需求，例如药物剂量的选择、中药的辨证施治等。适合于有其他伴随疾病，合并应用其他药物的患者。就系列 N-of-1 试验的患者而言，则需要对干预措施作出一些限定。

临床上的许多治疗药物（包括中药），如果难以满足快速起效与失效的特点，能否通过改进 N-of-1 试验的设计与数理统计方法，以避免残留效应的干扰，有待进一步探索。

四、评价指标的选择

（一）疗效评价指标

N-of-1 试验的特点，就是充分尊重患者的选择，医生与患者共同决定需解决的主要问题及方案，将患者最为关心的临床症状作为重要的观察指标。N-of-1 试验的疗效评价指标，从性质上分类，有临床体征（例如心功能不全的颈静脉曲张和肺部啰音、帕金森病的肌肉紧张度和震颤，支气管哮喘的哮鸣音等）、临床症状（咳嗽、咳痰、气喘、胸痛、恶心，腹胀、食欲缺乏、眩晕、失眠等），实验室检查中的功能测量（呼吸峰流速、第 1 秒时间肺活量及 6 分钟步行试验等）与生化指标（血清红细胞沉降率或血清血糖、尿酸和肌酐水平、呼出气一氧化氮浓度等）。优良的疗效评价指标应当易于重复测量、敏感、公认有效。

因此，根据以上 N-of-1 试验的要求，最直接且最能反映患者需求的指标就是困扰患者的临床症状（例如咳嗽、咳痰、气喘、胸痛、恶心，腹胀、食欲缺乏、眩晕、失眠等）及生活质量量表（如慢性阻塞性肺疾病评估量表等）。医生常常将患者最为关心的临床症状或公认的生活质量量表（可以是一般的生活质量量表或疾病特异的生活质量量表）作为主要的观察指标，即将开始的治疗可能对这些症状有效，然后制成以患者自我完成的日记或问卷的形式。如果 N-of-1 试验的目的是为了证实某种药物的不良反应，如患者的疲劳是否由抗高血压药引起，则这些不良反应成为主要观察指标。

Guyatt 教授推荐采用 7 分制目测模拟尺测量（visual analogue scales，VAS）法，以患者日记的形式，每天以症状积分形式记录，症状从一端到另一端，其程度按照 7 个高低分级逐渐变化。可以有多个症状，组成一系列选择题的形式。

以呼吸困难这一症状为例，题目为：请注明您在过去 2 天或 3 天上楼梯时呼吸困难的情况，选择以下的选项之一：

1. 极其严重的呼吸困难
2. 很严重的呼吸困难
3. 相当严重的呼吸困难
4. 中等程度的呼吸困难
5. 轻度呼吸困难
6. 稍有呼吸困难
7. 完全没有呼吸困难

也可以采用其他的 5 分制或 10 分制的目测模拟尺测量表方法。以上患者日记以每天记录为佳，也可以每周记录一次。对于生活质量量表，也可以在每一观察期末完成记录。

目前，N-of-1 试验的评价指标多根据相关疾病的特点，采用得到公认且敏感、可靠的疾病特异性量表或有关的生活质量量表。依据其在该项试验中的重要性，作为主要指标或次要指标。也可以采用一些客观指标，如血糖、24 小时痰量、血压等。

（二）安全性指标

应定期观察有无与试验方法或药物有关的不良事件或不良反应，试验前后测定血、尿常规，肝肾功能，心电图等。必要时终止试验并揭盲。

（三）定量指标与定性指标

N-of-1 试验的评价指标，依照数据的性质，可以分为定量指标（指连续性数据）与定性指标，定量指标如血糖、24 小时痰量，血压等，也可以包括患者的症状评分以及生活质量量表等。定性指标包括一些二分类指标（如有或无，阳性或阴性，有效或无效）等。定量指标在统计学检验中的灵敏度相对较高，但定性指标也具有重要的作用。

（四）单项指标与复合性指标

评价指标从评价项目的广度上分类，可以分为单项指标（single

measures）与复合性（composite measures）指标。单项指标在临床上易于解读，但如果多个单项指标在相同的治疗下出现矛盾时，易于产生干扰。复合性指标可以由多个单项指标组合成单一个体的综合度量组件，可以加权反映各自组件的相对重要性。其优点是更简单直接地形成个体水平的决策。例如哮喘改善指数（asthma improvement index）是一个复合指标，其本身反映了各个利害因素的综合。如果该指标显示对于某一患者，治疗 A 优于治疗 B，则治疗 A 即是该患者的决策选择。复合性指标的缺点是较难解读，易受到其中最敏感成分的影响，而该成分可能不是最为重要的。

N-of-1 试验的评价指标还可以从数据收集方式上分类，可分为传统的收集方式（调查，日记，病历及管理数据），及利用现代信息技术的新方式，包括生态瞬时测定（ecological momentary assessment，EMA）、远程位置和生理监测。这些新技术使得数据收集更为频繁、便捷，依从性提高。

五、样本量估计

如果 N-of-1 试验的目的仅仅是为某个患者个体选择更好的治疗，严格意义上不属于科研的范围，其样本量为 1。

如果 N-of-1 试验的目的主要是为了科研，例如某些罕见疾病的一系列 N-of-1 试验，某一疾病人群的特殊亚群的治疗特点等，则应当参考有关计算公式，计算出样本量。

六、随机化方法

随机化是 N-of-1 试验的重要原则之一，主要将同一患者的数轮交叉试验进行区组随机化（取区组数为 2）。可以在统计软件如 SPSS 上进行操作。以 3 轮为例，一般可以得到“ABBAAB”或“BAABAB”等方案，即可应用。如果由于轮次较少造成两组在时间趋势上很不均衡，例如初始随机化方案为“ABABAB”，可稍作平衡，修改为“ABBAAB”。目的是尽量减少时间趋势对试验结果的影响。

七、盲法选择

尽管在 N-of-1 试验中，患者和临床医生主要对治疗的总体净疗效

（特异性＋非特异性效应）感兴趣，使得盲法的地位不如平行组随机对照试验那样重要。但专家们仍然认为，在N-of-1试验中应当尽可能采用盲法。对于大多数非药物治疗（行为、生活方式等）方法，如饮食或生活方式的变化，难以采用盲法。

盲法的选择，依据试验条件及干预措施的不同，可以为单盲（医生或患者单方致盲）、双盲（医生或患者双方皆致盲）或医生、患者与统计分析人员皆设盲。其级别越高，试验的客观性也相应提高。

药房与药剂师在保障盲法的实施中起着重要的作用。盲法要求试验药物与对照药物在剂型、包装外形、颜色、气味、味道、规格、标签等一致。需设立专门发药人员进行药物发放及药品登记、回收等。可以在胶囊中加入乳糖，或微晶纤维素制作安慰剂。有时制药公司可以供应这样的对照或安慰剂，然而在更多的情况下，需要药剂师把活性药物作进一步的加工。如果试验药本来是药片，药剂师可以将其压碎分装在胶囊中（缓释片除外），虽然制备过程很耗时间，但在技术上并不困难。药剂师的另一个角色是负责随机化与盲法的具体实施。N-of-1试验随机化与盲法的方案交给药剂师后，药剂师用投币法决定试验与对照组的代码，并将此代码作为盲底妥善保管。在干预措施为中药煎剂的N-of-1试验中，医生给该患者完成中医辨证后，开出辨证论治方与对照方。将随机序列与处方一并交给中药房指定的一名药师，该药师采用投币法决定A与B何者代表辨证论治方或对照方，并记录盲底，妥为保管。然后按照随机顺序配出药方，交给煎药室煎煮，最后发药给患者，使负责N-of-1试验的临床医生与患者均保持盲态。

八、统计分析与结果解读

（一）自身相关效应

Guyatt推荐对每周中每天的数据取7天的平均值，再进行统计学处理，可以避免自身相关效应（autocorrelation）。

（二）统计分析人群划分与统计分析方法选择

1．单个N-of-1试验资料　计量资料符合正态分布者，行配对 t 检验，不符合正态分布者，行配对Wilcoxon秩和检验。对等级资料可采用Friedman秩和检验和配对秩和检验，对计数资料可采用配对卡方检验和符号检验。

由于单个 N-of-1 试验患者的试验轮次少（一般为 3 轮左右），导致统计学强度（power of statistical tests）不足，因此统计学检验仅仅被作为解读单个 N-of-1 试验的一种（非常有用的）“辅助”手段。据此，Guyatt 等提出对试验结果的判断应采用临床与统计学两种标准，如果采用 7 分制 VAS 法的症状严重程度分级，如改善大于 0.5 分即认为治疗在临床上对该项症状有效。若多项症状改善的平均值大于 0.5 分，可认为具有临床意义。其中的 0.5 分是该项指标的最小临床重要差值（minimal clinically important difference，MCID）。

MCID 是指在不考虑副作用和成本的前提下，被患者认可的最小问卷维度得分变化。在单病例临床研究中，如果患者的改善度大于 MCID，可以认为具有临床意义。

（1）单个 N-of-1 试验结果的统计学标准：Guyatt 等制定了一套评价单个 N-of-1 试验结果的统计学标准，用于以 7 分制的症状问卷为基础的主要结果测量指标。其标准为：①得到明确答案：确定试验药物与安慰剂的优劣，或表明没有区别；②显示出倾向于试验药物或安慰剂的趋势；③没有明确答案。这些标准结合了试验药物与对照药物差值的均值（D）、均值 D 的 90% 置信区间以及单侧检验的 p，详见表 2-1。可见 MCID（在该项研究中为 0.5）与差值的均值 D 的置信区间在结果判断中十分重要。

表 2-1　单个 N-of-1 试验结果的统计学标准

判断	效应值
明确的答案	
有益	$p<0.05$ and $D>0.5$ *
有害	$p<0.05$ and $D<-0.5$
无差异	$p>0.05$ and $0.25>D>-0.25$ and $\|CI\|$ not>0.5 or $p>0.05$ and $0.25>D>-0.25$ and $\|D\|$ 在每一轮 <0.5
无明确答案但可见趋势	
有益趋势	$0.3<D<0.5$ and $p<0.05$ and CI includes 0.5 or $D>0.5$ and $p>0.05$
有害趋势	$-0.3>D>-0.5$ and $p<0.05$ and CI includes -0.5 or $D<0.5$ and $p>0.05$
无明确答案	未能达到以上分类的任何标准

* 该项研究的 MCID 为 0.5，D 代表两组（试验与对照）均值的差值

（2）单个 N-of-1 试验结果的临床标准：在 Guyatt 等完成的一篇经典的 N-of-1 试验的临床研究报告中，70 位受试者最后得到明确结论的比率为 71%，但通过完整的资料分析达到统计学标准者仅有 43%。Guyatt 认为“运用 N-of-1 试验改善患者的医疗质量，并不完全依赖统计学结果。即使不使用统计学分析，依靠随机、双盲、重复以及观察结果的定量化，结合对数据的仔细目测分析，对于治疗效果的估计也远优于普通的临床实践。”这说明临床标准的重要性，单个 N-of-1 试验结果的临床标准详见表 2-2。

表 2-2　单个 N-of-1 试验得到明确答案的临床标准

明确答案的临床标准
1. 临床医生对于 N-of-1 试验后所作出的决策具有高度的信心（位于 7 分制量表中的 1 或 2）；
2. 在完成 N-of-1 试验 3 个轮次以前，由于感知到 N-of-1 试验中治疗药物的明显的疗效，或严重的副作用，在揭盲后得到确认，使临床医生确信其疗效已经被肯定或否定。或者治疗的终点指标在试验中很少出现。

2. 一系列条件类似的 N-of-1 试验资料　可行荟萃分析、分层贝叶斯随机效应模型或混合效应模型分析。

在可以用于 N-of-1 试验统计分析的方法中，分层贝叶斯统计模型被认为是最合适的。它侧重于估计效应幅度，而不是假设检验。如果有大量的患者已完成类似的 N-of-1 试验，且患者个体内部的方差大于患者间的方差，可以通过“借用”其他患者的结果来提高单个个体结果的精度。是一个值得推广的数学模型。贝叶斯方法相对于一般的概率统计方法的优点在于：

（1）即使每一患者完成的轮次数目不同，也可以同时进行个体和群体数据的综合分析；

（2）适合分析研究项目中不同的自然层次和序列相关因素（如不同的医生群体，设置或位置）；

（3）对于感兴趣的结果变量可以采取任何形式；

（4）可以轻易地引入混杂变量；

（5）自然地允许合并其他来源的相关试验资料；

（6）产生的估值与置信区间有较高的敏感度。而大多数将治疗药物与安慰剂的差异进行简单测量、综合的方法不能给出这样的结果，却常常假设测量数据的正态分布。随着可以自由下载的计算机软件包的使用，该方法可能得到更为广泛的应用。

九、试验伦理和注册

N-of-1 试验的一部分目的仅是为了提高某位患者的临床疗效，这属于临床实践的范畴，相当于临床上的一次有创操作，因此无需伦理委员会的审查和批准，但需要获得患者的知情同意。

另一部分 N-of-1 试验具有科研的性质，目的为通过 N-of-1 试验得到具有普遍性的结论或知识，需伦理委员会的审查和批准方能进行。

所有参加 N-of-1 试验的患者，无论是属于临床实践还是科研，都必须签署知情同意书。知情同意的内容或范围取决于试验的主要目的。只要可能，都应当取得二次数据分析的预先同意。

N-of-1 试验的结果，无论其目的为科研，或者为改进临床工作的质量，都适合出版。现有的试验注册网站（如 https://clinicalTrials.gov，中国临床试验注册中心网站）兼容 N-of-1 试验注册，以减少潜在的选择性偏倚。

在 N-of-1 试验的知情同意书中，应当充分告知患者试验的性质，在使用安慰剂时，不得有任何欺骗因素。患者应该被告知，如果在试验的任何时候感觉情况变坏，可以认为该治疗期结束，并转入下一期的治疗。他们可以在任何时候终止 N-of-1 试验，而不会影响他们的临床治疗质量，也不会影响他们与医生的关系。应当及时随访，以防止在实施或撤回治疗后的不良后果。

任何与研究相关的对受试者产生的伤害，任何类型的严重不良事件都应当及时上报机构伦理委员会以及数据和安全监测委员会。

第三章

单病例随机对照试验的实施

第一节 机构设置

一、管理机构

在我国，临床试验管理机构由国家食品药品监督管理总局及省市各级的食品药品监督管理局组成，其中涉及药品注册临床试验的工作职责包括：①组织拟订药品化妆品注册管理制度并监督实施；②组织拟订药品化妆品相关标准并监督实施；③严格依照法律法规规定的条件和程序办理药品注册和部分化妆品行政许可、医疗机构配制制剂跨省区调剂审批并承担相应责任，优化注册和行政许可管理流程；④组织拟订药品、化妆品注册相关技术指导原则；⑤承担疫苗监管质量管理体系评估、药品行政保护相关工作；⑥组织实施中药品种保护制度；⑦承担处方药与非处方药的转换和注册，监督实施药物非临床研究质量管理规范和药物临床试验质量管理规范，组织拟订中药饮片炮制规范；⑧指导督促药品化妆品注册工作中受理、审评、检验、检查、备案等工作；⑨督促下级行政机关严格依法实施药品再注册以及不改变药品内在质量的补充申请、医疗机构配制制剂、部分化妆品许可等相关行政许可工作、履行监督管理责任，及时发现、纠正违法和不当行为；⑩承担麻醉药品、精神药品、医疗用毒性药品、放射性药品和药品类易制毒化学品等相关行政许可工作。

二、实施机构

我国药物临床试验必须在通过国家食品药品监督管理局和国家卫生

健康委员会组织的药品临床试验管理规范（good clinical practice，GCP）资格认定的医疗机构中进行。药物临床试验机构与研究者在GCP中共同承担研究方的角色，两者之间是管理者与被管理者的关系。药物临床试验机构的主要职责：一是对医疗机构从事药物临床试验的医疗与研究条件的系统管理，包括理化检查相关科室和实验室的质量管理、研究用药品的管理、源文件和源数据的现场管理；二是对所承担的临床试验项目的管理，包括立项评估、接受监查/稽查，并对监查的质量进行评估。

获得GCP资格认定的临床试验机构应具有以下机构设置：伦理委员会，质量控制办公室，药物临床试验机构项目办公室，药物临床试验档案室，临床专业科室，中心化验室，中心药房等。

第二节　项 目 管 理

一、研究人员管理

研究者：具有相应执业证，具有临床试验的专业特长、资格和能力，经过资格审查后确定，人员要求相对固定。

中心化验员：具有相应执业证，并受过专业GCP培训，人员要求相对固定。

中心药房员：具有相应执业证，并受过专业GCP培训，人员要求相对固定。

监察员：应有适当的医学、药学或相关专业学历，经过必要的培训，应熟悉药品管理有关法规，应熟悉有关试验药物的临床前和临床方面的信息，应熟悉临床试验方案及其相关的文件。

二、受试者管理

受试者管理的规范与否，直接关系临床试验的成败，精细化的管理有助于减少试验数据的偏倚，提高试验的信度和效度，具体包括以下方面。

（一）制订受试者纳入标准

按照临床试验要求设定受试者纳入标准，纳入标准应包括如下方面：西医诊断标准、中医诊断标准、证候标准、年龄、性别。按照标准纳入受试者，并确保受试者志愿受试同时按照GCP规范签署知情同意书。

（二）制订受试者排除标准

按照临床试验要求设定受试者排除标准，一般应包括但不限于以下方面：代谢紊乱或合并严重急性感染者；有药物、食物、花粉等过敏史或过敏体质者；准备妊娠、妊娠或哺乳期妇女；合并有严重的心血管、肝、肾和造血系统等原发性疾病、精神病；合并有影响本次临床试验的其他疾病；近3个月内参加过其他临床试验者等。

（三）制订受试者剔除、脱落、中止标准

1. 病例的剔除

（1）不符合纳入标准而被误纳入者；

（2）未用一次药及无任何记录者；

（3）各种原因的中途非正常破盲病例。

2. 病例的脱落

（1）出现下列情况，研究者决定病例退出：①出现过敏反应或严重不良事件，根据医生判断应退出试验者；②试验过程中，患者继发感染，或发生其他并发症和特殊生理变化；③受试者依从性差（试验用药依从性<80%），或自动中途换药或加用非规定范围内联合用药，特别是合用对试验药物影响较大的药物，影响有效性和安全性判断者；④试验过程中，受试者需进行激光治疗或玻璃体切割术，不宜继续接受试验者。

（2）病例的中止：①无论何种原因，患者不愿意或不可能继续进行临床试验，向主管医生提出退出试验要求而中止试验者；②受试者虽未明确提出退出试验，但不再接受用药及检测而失访者；③病变进展至终点事件发生者；④试验中发生严重安全性问题，应及时中止试验；⑤在试验中发现临床试验方案有重大失误，难以评价药物效应；或者一项设计较好的方案，在实施中发生了重要偏差，再继续下去，难以评价药物效应。

3. 病例剔除、脱落与中止处理

（1）研究者要认真记录试验剔除、脱落、中止的原因以备后期评价分析；

（2）对于脱落、中止的病例，研究者应积极采取措施，尽可能完成最后一次检测，以备对其疗效和安全性进行分析；

（3）用药过程中出现不良反应者，均列入不良反应统计。

三、药品管理

按照 GCP 管理规定，试验用药与对照药物应编号后专柜储存，储存条件符合药品储存管理规定（恒温、恒湿、避光等）；由经过培训的药品管理人员按照计算机产生的用药序号对应分发，并做好发出量、使用量、剩余量的准确登记；试验用药与对照用药在生产制作过程尽量做到色、质、味、形的一致性。

四、档案管理

2003 年版《药物临床试验质量管理规范》明确规定临床试验准备阶段、进行阶段、完成后需要保存的文件，包括一些证明性文件、交运单、表格及各类文件的更新件等。实际工作中，各临床机构还可以根据自己机构的标准操作规程，设立其他如启动培训文件、质控文件、稽查或视察人员的检查文件、说明性文件等，最终列出归档清单目录明确归档要求。

归档要求：根据各个机构的实际情况出发，自行设立。比如考虑到药物临床试验时间比较长，在归档时，有相应电子文档的，应同时向档案室移交电子文档。此外，立卷归档的材料中证明性文件需盖有红章，复印件一般不得归档。试验中的原始文件规范保存，如用热敏纸打印的报告，应同时备一份复印件。试验活动中形成的文件，无论是成功的记录还是失败的记录，都具有同等重要的价值，均需归档。不符合档案归档要求的文件材料，必须按要求进行整理后方可向档案室移交。

明确保管期限：根据《药物临床试验质量管理规范》，研究者应保存临床试验资料至临床试验终止后 5 年。申办者应保存临床试验资料至试验药物被批准上市后 5 年。美国食品药品管理局（FDA）的规定是药物批准 / 不批准上市、上市或撤销申请后 2 年。但这些并不是最长的期限，实际上现在提倡在整个产品的生存期内都应保存。

明确保密及责任制：药物临床试验档案具有科学研究保密性的特点，在临床试验过程中所产生的所有信息、资料（其中包括涉及受试者隐私及个人相关信息，临床前申办方提供的新处方、制剂工艺等关键内容等），任何人都不得对外泄露，必须制订严格的保密制度，一旦档案归档，非特定需求，除档案管理员，任何人不得私自翻阅，申办方需要查阅资料时，也应提供相关身份证明。

明确归档程序：首先，研究者将整理完成的档案交机构管理部门，机构根据档案情况整理排序，按项目材料分类归卷，归卷内容可以分为备案材料，知情同意书，原始病历，病例报告表，筛选失败的资料等。整理完毕后编号编目，案卷信息可以包括项目名称、卷号、药物编号、申办方名称及试验起止时间。完成上述程序后，经档案人员验收合格，核对无误后，填写档案移交清单一式两份，由机构归档员和档案人员签字，双方各存一份备查。档案人员按归档时间存放资料，建立管理目录，方便查询。有些文件由于各种原因一时不便归卷，可单独设立一个卷夹注明“待归文件”暂存，待资料齐全后立即归档。

建议施行电子信息化档案管理：采用现代化管理手段，充分利用计算机网络平台，原始资料数据（如检验科的检验报告、医技科影像资料等）可利用计算机网络连通，方便资料的保存、查询。建立“药物临床试验项目信息管理系统”，实现档案信息电子化管理，发挥其强大的检索功能，体现其节能、方便、快捷、高效的特点。电子临床试验病例报告表的普及，将对减少储存空间，方便检索和利用作出巨大的贡献，以便更加科学地实现档案管理。

第三节 数据管理

数据管理的目的在于把试验数据迅速、完整、无误地纳入报告，所有涉及数据管理的各种步骤均需记录在案，以便对数据质量及试验实施进行检查。用适当的程序保证数据库的保密性，应具有计算机数据库的维护和支持程序。

一、数据管理计划的制订

阐述该项目的数据管理过程、时间约定、项目组成员、数据核查计划、关键指标及非关键指标的约定、疑问管理方式等。该计划由项目申办单位、统计单位和数据管理单位签署，作为该项目数据管理的依据。包括数据记录规范、数据监查计划、数据管理流程、数据质量控制等内容。

（一）数据的记录规范

研究者填写临床试验记录规范要求：及时、准确、完整、规范、真实。

1. 全部病例均按方案规定，认真书写病历和填写病例报告表，所有项目均需填写，不得空项、漏项（无记录的空格划斜线）。

2. 病历及病例报告表作为原始记录，做任何更正时只能划线，旁注改后的数据，说明理由，并由参加临床试验的医师和研究者签名并注明日期，不得擦涂、覆盖原始记录。

3. 化验单齐全并粘贴在病例报告表上，病例报告表记录的数据要与病历及原始检验报告核对无误。

4. 对显著偏高或在临床可接受范围以外的数据（实验室检查项目超过正常值的20%）须加以核实，由参加临床试验的医师做必要的说明。

5. 每一受试者观察疗程结束后，研究者应在3个工作日内将病例报告表及病历交本单位主要研究者审核、签名。

（二）数据监查计划

1. 监查员在试验过程中要核查研究者是否遵循试验方案，定期去各试验中心检查受试者的知情同意及筛选纳入情况。

2. 确认所有病例报告表填写及时、正确，并与原始资料真实、一致；所有错误或遗漏均已改正或注明，经研究者签名并注明日期；每一受试者的用药剂量改变、治疗变更、合并用药、间发疾病、检查遗漏等均应确认并记录。

3. 核实入选受试者的退出须在病例报告表中予以说明；确认所有不良事件均应记录在案，严重不良事件在规定时间内作出报告并记录在案；核实试验用药品是否按照有关法规进行供应、储藏、分发、收回，并做相应的记录。

（三）数据管理流程

1. 建立数据库　根据病例报告表的项目采用计算机软件建立相应的录入程序，并设定录入时的逻辑审查限定条件，对数据库进行试运行，建立本试验专用的数据库系统。

2. 录入前再次核查　对病例报告表的进一步检查：已经审核声明签字的病例报告表交数据管理员，数据管理员对日期、入组标准、排除标准、脱落、缺失值等进行检查，如有疑问，可填写疑问表（query form）返回监查员，由研究者对疑问表中的问题进行书面解答并签名，交回数据管理员，疑问表应妥善保管。

3. 数据录入　对数据录入员培训后进行远程数据录入，采用双份录入法，由两人独立完成。

4. 数据的审核　采用计算机软件中的核查功能进行逻辑检查与自动比较，查对与病例报告表不一致的结果值，然后逐项与原始病例报告表核对，予以更正。再进行病例报告表和数据库中数据的人工比较，以确保数据库中的数据与病例报告表中的结果一致。

5. 数据锁定　除进行上述的数据审核外，还要由主要研究者、统计人员、数据管理员和申办者共同进一步讨论和确认研究方案中的主要内容和统计分析计划书。进行盲态审核（blind review），确认全部数据均已录入数据库，全部疑问均已解决，分析人群已定义并做出判断后锁定数据（data locked）。

6. 揭盲和数据处理　数据锁定后，由保存盲底的单位向数据管理人员提交盲底，由后者完成数据的揭盲。揭盲后的数据交统计分析人员进行分析。

（四）数据的质量控制

由数据管理员对最终数据的质量进行检查，并以书面形式确认数据的准确性，完成数据质量控制报告。

关键指标：对数据库进行 100% 的复查，与病例报告表及疑问表进行核对，发现的所有错误将被更正。

非关键指标：将随机抽样复查 10% 病例的全部数据，将数据库与病例报告表及疑问表进行核对，可接受的错误率为：数值变量不超过 0.2%；文本变量不超过 0.5%。如错误率超标准，将进行 100% 核对。注：关键指标、非关键指标的定义，由研究者、申办方、数据管理员和统计师共同讨论决定。

二、病例报告表设计

根据试验内容设计纸质病例报告表（CRF），内容应包括基线资料：姓名、性别、年龄、病程、基础体检资料（三大常规、肝肾功能、心电图、胸片、免疫）及疾病检验资料；试验资料：用药量、用药时间、用药后的主客观评价指标、不良反应等。在形成初稿的基础上进行讨论，在征求意见基础上对初始 CRF 进行完善并形成终稿。

三、电子数据库建立

临床试验数据库是一个以临床研究的病例报告表为基础的电子数据贮存库，其主要特点是封闭的“关系型”数据库。常用的临床数据库管理系统（CDMS）包括以ORACLE关系型数据库为基础的Clintrial、ORACLE-Clinical，以及以SQL关系型数据库为基础的MedidataRAVE，其特点是零客户端。所有的数据库都应该依据FDACFR21第11条款的要求进行验证。

根据病例报告表的项目采用CDMS建立相应的录入程序，并设定录入时的逻辑审查限定条件，对数据库进行试运行，建立本试验专用的数据库系统。建议委托第三方专业临床试验数据管理服务商进行电子数据库的建立与运营维护。

四、数据核查

监查员在试验过程中要核查研究者是否遵循试验方案，定期去各试验中心检查受试者的知情同意及筛选纳入情况。

确认所有病例报告表填写及时、正确，并与原始资料真实、一致；所有错误或遗漏均已改正或注明，经研究者签名并注明日期；每一受试者的剂量改变、治疗变更、合并用药、间发疾病、检查遗漏等均应确认并记录。

核实入选受试者的退出须在病例报告表中予以说明；确认所有不良事件均应记录在案，严重不良事件在规定时间内作出报告并记录在案；核实试验用药品是否按照有关法规进行供应、储藏、分发、收回，并做相应的记录。

数据管理员对日期、入组标准、排除标准、脱落、缺失值等进行检查，如有疑问，可填写疑问表（query form）返回监查员，由研究者对疑问表中的问题进行书面解答并签名，交回数据管理员，疑问表应妥善保管。

五、数据盲态审核

盲态审核是指最后一份病例报告表输入数据库以后，所有数据疑问清理完毕，直到第一次揭盲之前，对数据库数据进行再次的审核与评价。数据审核目的在于对双盲临床试验中的盲态执行情况进行审核，讨论并决定统计分析人群，对数据的整体质量做出评估，讨论并定稿最终的统计分析计划，决定是否锁定数据库与试验分组揭盲。通常以盲态审核会议举行。

参加盲态审核会议人员，由本试验的主要研究者（PI）、申办者、监查员、数据管理员和生物统计专业人员组成。

会议前的准备工作：数据管理员应准备一份数据管理报告，内容至少应包括数据管理的过程及一般情况介绍、病例入组及完成情况（含脱落受试者清单）、判断统计分析人群时涉及的项目及需讨论并解决的问题（入选/排除标准检查、完整性检查、逻辑一致性检查、离群数据检查、时间窗检查、合并用药检查、不良事件检查等）；需准备一份关键变量的清单，于会议前交相关人员进行会前审核以便更充分地发现并解决问题。如果是双盲临床试验，申办方将各中心随试验用药下发的应急信件收回，交盲态核用；提交临床试验总盲底。

会议的一般程序：全体参会人员通过对总盲底及应急信件的检查，对研究过程的盲态做出判断。数据管理员报告数据管理的一般情况及数据库中存在的需要讨论解决的条目。参会人员就数据管理员提交的数据管理报告中相关问题进行讨论并做出处理决定。根据试验方案和数据审核情况（偏离方案个案）对试验统计分析人群做出明确的定义。统计师报告起草的统计分析计划书，讨论修正与定稿。决定是否锁定数据。

会议后的工作：①撰写《盲态审核报告》，并附相关材料，由各方代表签署通过；②执行数据锁定：根据决议修改数据库，一般要求保留两个数据库（源数据库和分析数据库）；③锁定后的数据库交统计分析人员进行统计分析；④锁定后的数据库交申办者保存。

六、医学编码

单病例随机对照试验纳入病例的分组编码及接受治疗的交替顺序（A/B 或 B/A 顺序）：由独立的统计学者使用 SAS 软件的 PROC PLAN 程序随机产生。接受治疗的交替顺序（A/B 或 B/A 顺序）作为一级盲底进行第三方独立保管。A、B 药对应的实际药物成分作为二级盲底进行第三方独立保管。

药品的分组及发放序列：由独立的统计学者用 SAS 统计软件产生随

机数，根据随机数对试验药物与安慰剂进行分组编号（随机数顺序号）包装。受试者根据进入试验交替期的先后，按序号依次领药。

编码的隐藏：分组、交替治疗及药物分配与发放序列产生后，一份以加密的电子文档形式存入指定的电脑中，另一份以纸质形式封装在不透光的信封中存入指定的上锁文件柜中以作备用。

第四节　质量控制

按照 GCP 规范建立严谨的工作组：

项目执行委员会（executive committee，EC）：项目执行委员会由课题负责人和中心负责人组成，EC 代表课题进行整个项目的管理，负责联系数据安全监测委员会（data and safety monitoring committee，DSMC）并组建监查工作组（monitor group，MG）。

DSMC 负责对受试者试验安全性进行定期评估，并保证临床试验数据的完整性，以维护患者的权益，同时 DSMC 负责期中数据分析的解释。DSMC 独立工作并定期出具数据安全报告。

MG 由 EC 指派监查员，按照 GCP 规范对临床试验全过程监查。每个中心须指派 1 名以上监查员，监查员对研究者是否按方案执行，受试者权益保障情况，各种标准掌握情况，CRF 表填写质量形成监查报告，报 EC。

一、试验监查

试验监查是为了保证临床试验的实施、记录与报告符合试验方案、标准操作流程、试验管理规范的要求而进行的临床试验监督行为。临床试验监查的目的是为了保证临床试验中受试者的权益受到保障；保证试验记录与报告的数据准确、完整无误；保证试验遵循已批准的方案和有关法规进行。

监查员应具备的条件：应有适当的医学、药学或相关专业学历，经过必要的培训，应熟悉药品管理有关法规，应熟悉有关试验药物的临床前和临床方面的信息，应熟悉临床试验方案及其相关的文件。

临床试验监查：研究中心启动的监查拜访，研究进行中的监查拜访，受试者访视完成后的监查拜访。

临床试验监查的步骤安排：总结前次监查拜访发现的问题是否已经解决；准备本次监查拜访所需文件；与研究中心确定拜访日期和时间；告知本次拜访的主要目的；确定可以见到及需要见到的人员；安排行程应有富余的时间，以便解决突发的问题。

监查员应提醒研究者提前完成以下工作：完善研究文件夹；确认所有已完成的随访的 CRF 已填写完成；确认所有疑问均已回复及存档；有无发生新的 SAE，若有，是否已报告；完成药品计数表及室温记录；确认所有的安全性报告均已送交伦理委员会；汇总遇到的问题难点，并与监查员协调讨论；有无违反方案的情况，若有，是否已记录并通知研究负责人。

监查员的具体工作职责：在试验前确认研究机构具备适当的条件，包括人员配备与培训情况，实验室设备齐全、运转良好，具备安全和恰当地进行试验的条件。

评估研究中心的实验室：实验室有没有临床研究的经验；实验室有没有经过认证授权；是否有内部质量控制程序的规章；相关的检验设备和方法学是否经过验证；是否及时更新和确认实验室的参考值范围；相关设备是否经过校正并保存校正的记录；实验室是否有一整套经过批准的标准操作规程（standard operating procedure，SOP）；确认研究药物的储存时间和条件是符合要求的；确认整个研究期间研究药物的供应是充分的。

确认研究药物按照方案规定的剂量只提供给合格的受试者；确认已向受试者介绍了关于正确使用、储存和归还研究药物的必要信息；确认研究中心对研究药物的接收、分发和归还有恰当的操作和记录；确认研究中心销毁未使用的研究药物的程序，是符合法规的规定以及研究方案的要求；确认研究者是按照已批准的研究方案（和所有的修订版本）进行试验；确认在开始研究要求的程序前，已获得所有受试者签字的知情同意书；确认研究者已收到最新版本的研究者手册；确认研究者已收到顺利完成试验所需的文件及其他物品；确认研究者和参与研究的人员熟悉试验方案的要求；确认研究中心的工作人员是按照研究者或研究中心所同意的试验方案和书面协议的要求来进行临床试验的，并且不能把这些职责委派给未经过授权的人员；确认所有入组的受试者都符合方案要求，报告招募受试者的速度；确认原始资料和其他试验记录是准确的、完整的、及时更新的，并且是保存完好的；确认研究者所提交的所有报告、通知、申请的文件是准确的、完整的、及时的；这些文件应注明日期，并能确认试验项目核对原始记录和其他试验相关文件，确认病例报告表填写的准确性和完整性。

特别强调监查员应确认以下内容：方案中要求的数据正确的反映在CRF中，并和原始记录一致；完整地记录了受试者的用药剂量改变和治疗变更；在CRF中记录了根据方案规定需要记录的不良事件、合并用药和间发疾病；在CRF中清楚如实地记录受试者未做到的随访、未进行的试验和未做的检查；核实入选受试者的退出与失访已在病例报告表中予以记录和说明；所有错误或遗漏均已改正或注明，经研究者签名并注明日期；确认所有不良事件均记录在案，严重不良事件在规定时间内作出报告并记录在案；确定研究者是否保存了必要的试验文件；将与研究方案、相关法规不符的偏差通报研究者。

二、试验稽查

临床试验稽查指由不直接涉及试验的人员所进行的一种系统性检查，以判定试验的实施、数据的记录和分析是否与试验方案、药品临床试验管理规范与法规要求相一致。包括如下方面：

（一）原始病历记录

门诊病历或住院病历中有无参加临床试验过程的记录；所有发生不良事件的受试者是否得到了应有的医疗保护；CRF中的不良事件是否在报告中准确统计分析；发生的严重不良事件是否采取适当的措施并及时报告，发生严重不良事件后是否及时通报同一试验的其他研究者；临床试验过程中是否对发生严重不良事件进行记录；是否与临床总结报告一致；提前终止或暂停临床试验时，立即通知研究者和伦理委员会；是否定期将不良反应报告发送至研究负责人和管理部门。

（二）知情同意

知情同意书是否在试验开始前得到伦理委员会批准；知情同意书的内容及表述是否符合GCP；试验期间受试者知情同意书修改后，均再次取得所有受试者同意；知情同意书签字是否在伦理委员会签字之后；知情同意书的首页是否有版本号；知情同意书受试者签字和研究者签字是否合格；知情同意书或试验方案如果内容有变动，是否已经得到伦理委员会的重新批准；知情同意书的版本号和修订日期是否相符；所有受试者均有知情同意书，且知情过程符合 GCP 要求；患者是否有一份知情同意书复印件；试验方案有无修改；知情同意书有无修改；知情同意名单；发放记录；知情同意书是不是存放在一个安全的地点。

（三）临床方案依从性

所有受试者的入选是否违反试验方案中特定的入选标准和排除标准；所获得的试验数据是否符合方案；受试者是否服用禁止服用的药物；试验方案要求的检查如果没有做是否有详细的记录；受试者没有同时参加多个临床试验；临床试验方案最终版本是否已经保存在试验主要文件里；所有有关临床试验修改是否清楚说明理由并已明确告知伦理委员会；试验各步骤的实施与完成是否依从研究方案的要求；规定了在临床试验中必要时对试验方案进行修正的操作规程。

（四）监查工作

监查员是否具有适当的医学、药学或相关专业学历并经过必要的培训；监查员中医学、药学人员占比；GCP 培训合格，并熟悉药品临床研究审批管理的有关法律、法规；监查员是否熟悉试验药品临床前和临床方面的信息以及临床试验方案；明确监查员的职能，以保证各中心研究者遵从试验方案；监查员对试验用药品的供给、使用、储藏及剩余药品的处理过程进行检查；是否自始至终按要求监查，发现、解决和报告了有关问题；监查员的人数及访视频度满足临床试验的质控要求；临床试验总结报告与临床试验方案一致，符合 GCP；每次访视后均向申办者提交临床试验监查的书面报告；严格遵循了满足 GCP 要求的标准操作规程；SOP 是否及时更新且监查员及时阅读更新的 SOP。

（五）试验用药物

向研究者提供易于识别及有正确编码的试验药品、对照药品或安慰剂；试验用药品的批号是否与质量检验报告、临床试验总结报告、申报资料保持一致；试验用药品批号是否明确标注，药品质量合格，在有效期内，并进行适当包装；是否有试验用药的记录，包括数量、运送、接受、分配、应用、保存（保存条件是否合格）、回收全过程；数量是否一致；是否有对应签名；试验用剩余药品是否均退回申办者并记录在案，是否有对应签名；试验药物是否符合储存条件并有储存记录；试验用药品的用法用量及使用总量是否与受试者用药原始记录、临床试验报告对应一致，符合试验方案的规定；是否专人专柜保管；所有试验用药品仅用于该试验受试者；临床试验用的所有药品的包装与标签适当，并表明临床试验专用；双盲试验中试验药品与对照药品或安慰剂在外形、气味、包装、标签等特征一致；发放试验用药物各环节记录的原始性；是否有试验药物分发、回收的原始记录；试验药物是否按照随机化进行分发。

（六）临床试验质量保证

申办者采用标准操作规程，以保证临床试验的质量控制和质量保证的实施；研究者采用标准操作规程，以保证临床试验的质量控制和质量保证的实施；数据处理的每一阶段均采用了质量控制，以保证所有数据可靠且处理正确；各中心试验采用的实验室和临床评价方法应有统一的质量控制，实验室质量控制应合格；抽查化验单与实验室电脑记录是否一致；试验阶段所有的仪器校正记录、维修记录、质控记录，是否作为原始记录保存；是否召开本项目临床试验方案设计讨论会并有会议记录；试验开始时是否进行本项目临床试验方案培训并有记录；是否召开本项目中期分析讨论会并有会议记录；是否有机构和/或本专业对项目的抽查及整改记录；对本项目的监查、稽查记录是否保存完整；是否有本项目的质疑表应答记录；是否有本项目的数据审核会议记录；是否有本项目的临床试验小结表及总结报告审核记录。

（七）临床试验现场

核对入选患者是否按随机分配由小到大依次使用各个药物编号；核查研究方案要求的各种检查的试验记录；实施标准操作规程以保证实验室检查结果正确可靠。

（八）统计与数据处理

是否有统计专业人员参与和制订统计计划书、统计分析计划、临床试验的中期分析，应说明理由并有确定的操作程序；临床试验的各个阶段，均需有资格的生物统计学人员参与；严格执行临床试验方案并对任何改动均说明理由；具有保证数据库有效性和保密性的标准操作规程及计算机程序，且所有实际操作步骤均被记录在案；是否有数据管理计划与报告；临床试验统计结果的表达和分析过程，是否均采用了规范的统计学方法和统计学软件；是否所有的纸质记录在一个密锁的柜子里保存；是否所有电子文件在一个有密码保护的电脑上储存；是否有符合随机化原则、规定保持盲态的方法和保护受试者的措施；是否有药物编盲记录；是否设有数据和安全监查委员会；是否有数据管理人员对可疑的数据修改规定；临床试验总结报告与统计分析报告是否相符；临床试验总结报告中完成临床试验的病例数与实际临床试验病例数应对应一致。

（九）多中心临床试验稽查

临床试验方案是否由各中心主要研究者共同制订，需要申办者同意且获伦理委员会批准，同时试验方案获得研究者和申办者的共同签字；多中心临床试验开始前各分中心是否有方案讨论及培训记录；各中心研究者是否具备承担该项临床试验的专业特长、资格、能力及 GCP 培训经历，是否有授权签名表和研究者履历表；各中心就试验的监查、稽查以及职责分工等是否达成书面协议；各中心是否使用统一的 SOP，遵循统一的临床试验方案、质量控制；是否有各中心中期研究者会议记录；各中心的试验样本量是否符合统计学要求；各中心的实验室检测及临床评价方法是否具备统一的质量控制；试验数据是否集中管理与分析，建立了数据传递与查询规程；是否建立协调委员会，负责整个试验的实施，并与临床试验监管部门保持联系。

（十）文件资料的保存

临床试验准备阶段保存文件，归档是否完整及时；临床试验进行阶段保存文件，归档是否完整及时；临床试验完成之后保存文件，归档是否完整及时；研究者需保存试验资料至临床试验终止后 5 年；申办者需保存试验资料至试验药品批准上市后 5 年。

（十一）其他

研究者掌握试验期间发现的所有与该药品有关的新信息；所在研究中心需具备处理紧急情况的必要条件；受试者发生伤害后的医疗赔偿、人身保险和经济赔偿机制。

三、试验视察

临床试验视察指药品监督管理部门对有关临床试验文件、设施、记录和其他方面进行官方审阅，视察可以在试验单位、申办者所在地或合同研究组织所在地进行；由政府药政部门执行和“稽查”，是批准上市申请步骤的一部分，目的是评估、检查和确定呈交的临床研究数据。研究中心、申办者和合同研究者皆是视察范围。可以是针对研究者的随机抽查、也可以是针对研究员，例如：重要研究、研究员参与大量研究工作、从事研究员专科以外的课题、研究中心问题。

一般视察分为以下方面：

1. 常规视察　定期执行，通常是决定批准药物注册上市的步骤之一；

2. 寻因视察　基于问题的出现而进行，例如怀疑有问题或出现状况、检查数据后决定进行视察；

3. 视察内容一般包括　法规和管理；临床方案；受试者记录；其他研究者记录；签署的受试者知情同意书；研究者手册；申办者；研究药物点算；研究档案储存；计算机或电子数据系统；标本收集情况等。

接受视察的注意事项：如研究中心接获视察通知，该研究中心人员便要作出适当准备，目的不是掩饰过失或疏忽，而是准确掌握和了解所有有关研究的情况，有助于视察进行时解答疑问、避免误解。这些视察可能是在研究结束一段时间后才执行，当研究中存在人事变更时，即真正参与研究工作的人员已经离开，则可能对视察工作造成一定影响，所以要求研究必须具备完善的标准操作规范，并准确地依从 GCP 执行研究工作。药检部门人员事先会从申办者处取得研究者方案和所有修正本、研究者手册、CRF、存疑表、数据更正表以及包括不良反应、严重不良反应和死亡的总结列表作预先准备。视察当天，申办者应该派遣特定人员帮助解答有关问题，视察地点应该为准备有桌椅、复印机、电话、传真机等设备的办公室。视察员可查看受试者档案和其他原始资料，研究者和申办者代表尽力协助视察的进行，亦可作为改进将来研究工作和专业的培训方法之一。

第四章

单病例随机对照试验的统计分析

第一节　初级统计分析方法

一、定量资料的分析方法

如果 N-of-1 试验的数据是定量资料，可以选用图示法进行描述，也可以选用数值资料的分析方法，比如 t 检验、方差分析、秩和检验或者重复测量资料的方差分析。

（一）图示法

图示法是指利用点、线、面等几何图形对数据进行描绘。图示法能够把所研究对象的特征内部结构、相互关系等方面的统计数据，绘制成整齐简明的图形，用以说明研究对象的量与量之间的关系。

【实例 1】 某研究比较传统化疗方法联合不同中药干预方法治疗胃癌术后患者的效果，纳入 2014—2015 年在兰州大学第一医院肿瘤外科胃癌术后化疗住院患者 6 例。试验组（A）采用铂类化疗药物联合加味黄芪菟丝子汤剂；对照组（B）采用铂类化疗药物联合菟丝子汤剂（无黄芪）。6 例患者中，4 例患者开展 6 个阶段治疗，2 例患者开展 4 个阶段治疗。每个阶段治疗结束后，收集了患者白细胞数量和 SF-36 量表的数据。每个患者每个阶段白细胞的结果如下（表 4-1）：

表 4-1　6 名患者各个阶段白细胞数量（A 或 B）/（$\times 10^9$/L）

序号	治疗前	第一阶段	第二阶段	第三阶段	第四阶段	第五阶段	第六阶段
1	3.90	4.83（A）	3.53（B）	3.83（A）	3.11（B）	4.01（B）	4.64（A）
2	6.46	4.71（B）	8.51（A）	4.52（A）	4.24（B）	3.15（A）	2.61（B）

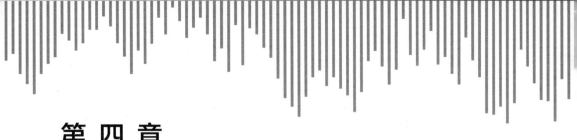

续表

序号	治疗前	第一阶段	第二阶段	第三阶段	第四阶段	第五阶段	第六阶段
3	3.68	3.87(A)	3.56(B)	4.03(A)	3.56(B)	4.91(A)	4.01(B)
4	11.21	6.39(A)	4.30(B)	4.95(A)	3.48(B)	3.26(B)	4.52(A)
5	5.85	5.03(B)	8.20(A)	7.66(B)	7.86(A)		
6	9.29	11.95(A)	6.39(B)	7.61(B)	8.10(A)		

下列 6 个图形(图 4-1～图 4-6)显示了 6 名患者在不同治疗阶段白细胞数量的变化情况，患者 2 和患者 4 在各个阶段白细胞数量有较大变化，而其他患者在各个治疗阶段的白细胞数量变化并不大。

图示法的优势在于制图容易，图形可以说明研究对象内部的动态变化，具有简单清晰、形象直观、易为人理解等优点。其缺点是不能比较各个对象不同干预之间是否存在差别，需要进一步进行统计推断。

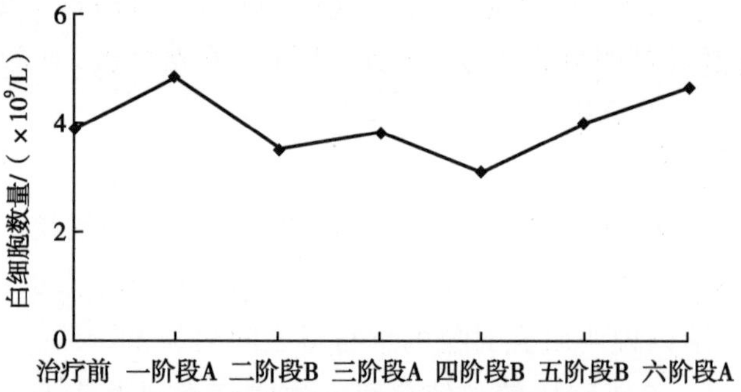

图 4-1 患者 1 各个阶段白细胞数量变化情况

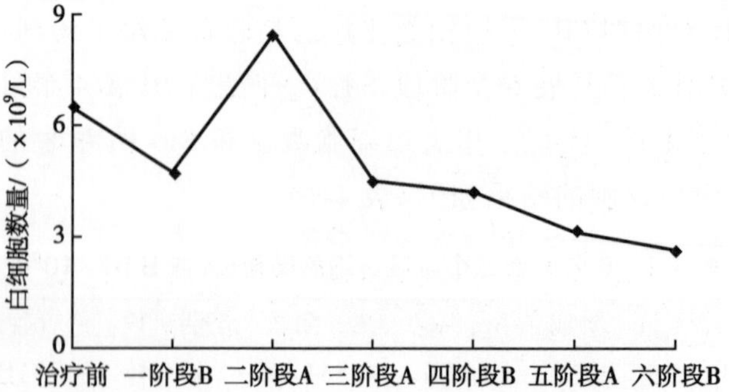

图 4-2 患者 2 各个阶段白细胞数量变化情况

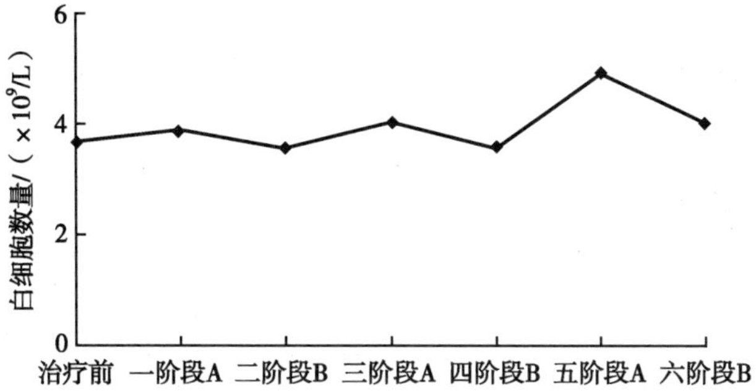

图 4-3　患者 3 各个阶段白细胞数量变化情况

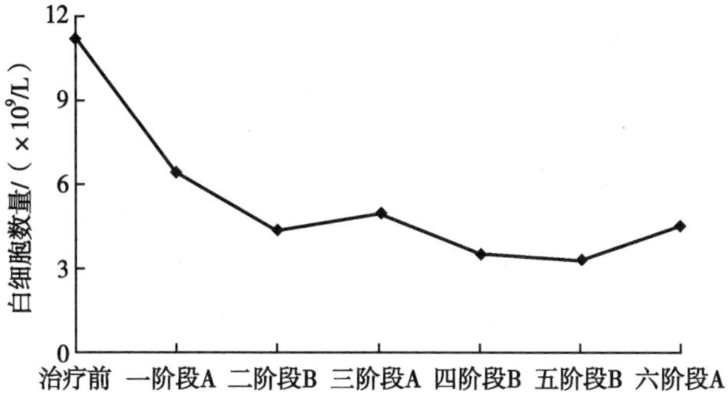

图 4-4　患者 4 各个阶段白细胞数量变化情况

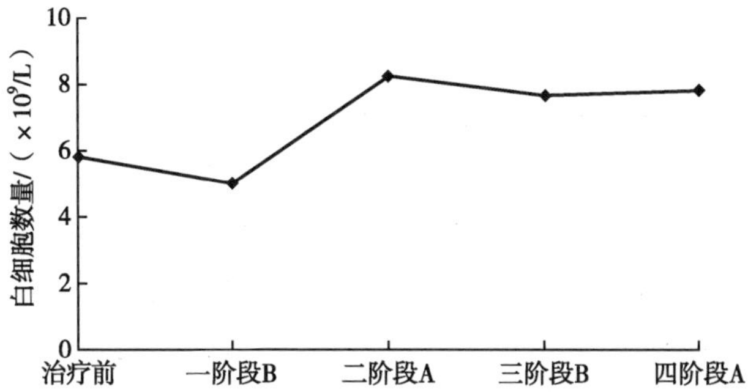

图 4-5　患者 5 各个阶段白细胞数量变化情况

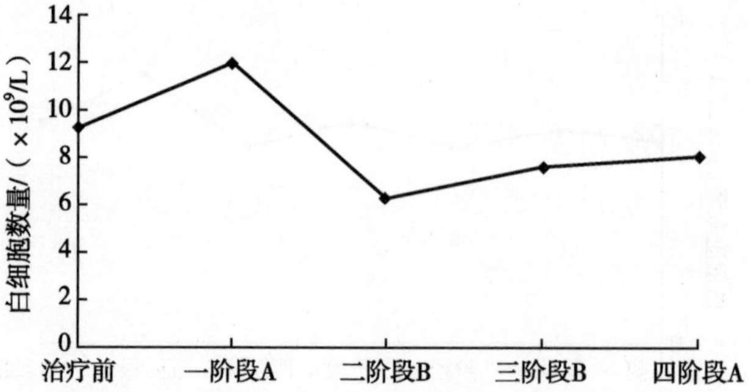

图 4-6　患者 6 各个阶段白细胞数量变化情况

（二）配对样本 t 检验

以 t 分布为基础的检验称为 t 检验。在医学统计学中，t 检验是应用广泛的一类检验方法。

N-of-1 试验属于自身配对设计（paired design），同一受试对象在相邻两个时间点分别接受两种处理。在实际应用中，把同一个对象的一个周期当作配对方案，得到接受两种处理的数据。N-of-1 试验中包括三个周期，这里将每个周期的两个阶段配成对子，开展配对 t 检验。

配对设计资料着眼于分析每一周期两个观察值之差（d），用单样本 t 检验方法推断差值的总体均数是否为“0”。检验假设为：

$$H_0\text{: }\mu_d=0$$

$$H_1\text{: }\mu_d\neq 0$$

其中，μd 为差值的总体均数。其对应的检验统计量：

$$t=\frac{\overline{d}-0}{S_d/\sqrt{n}}\sim t(\nu),\ \nu=n-1 \qquad \text{式 4-1}$$

其中 $\overline{d}$ 为差值的均数，S_d 为差值的样本标准差，n 是对子数（周期数）。给定一个小概率 0.05 作为检验水准，如果与 t 值相应的 p 小于 0.05，拒绝 H_0；否则，不拒绝 H_0。配对 t 检验的应用条件包括随机样本、数据服从正态分布。

此处仍以【实例 1】为例，分析不同治疗方法对患者血白细胞数量的影响（每个阶段白细胞的结果见表 4-1）。

对上述的数据，我们将每个周期（两个阶段）当作一个配对，使用配对 t 检验比较两种干预方法是否存在差别。配对设计 t 检验的 SAS 计算程序为：

```
DATA t1;
INPUT no A B @@;
d=A-B;
CARDS;
1     4.83    3.53
2     3.83    3.11
3     4.64    4.01
4     8.51    4.71
5     4.52    4.24
6     3.15    2.61
7     3.87    3.56
8     4.03    3.56
9     4.91    4.01
10    6.39    4.3
11    4.95    3.48
12    4.52    3.26
13    8.2     5.03
14    7.86    7.66
15    11.95   6.39
16    8.1     7.61
;
proc means n mean stderr t prt Data=t1;
var d;
run;
```

语法说明：采用“**proc means**”计算纳入数据的例数、均数、标准差、*t* 值和 *p* 等。得到的结果如下：

N	Mean	Std Error	t Value	Pr> |t|
16	1.449 375 0	0.377 990 8	3.83	0.001 6

结果给出了例数(16)、差值的均数(1.449 375 0)、标准误(0.377 990 8)、*t*(3.83)及其 *p*(0.001 6)。结果显示，综合所有患者所有阶段，不同治疗方法的白细胞数量存在差异。

(三) 两独立样本资料的 *t* 检验

将受试对象随机分配成两个处理组，每一组接受一种处理。每个处理组代表一个总体的独立样本，这样 N-of-1 试验的资料就变成两个不同总体的两个独立样本，据以推断它们的总体均数是否相等。两独立样本 t 检验的应用条件包括随机样本、服从正态分布、两总体方差相等（方差齐性）。

将两个正态分布总体分别记为 $N(\mu_1, \sigma^2)$ 和 $N(\mu_2, \sigma^2)$，检验假设为：

$$H_0: \mu_1=\mu_2$$

$$H_1: \mu_1 \neq \mu_2$$

$\mu_1=\mu_2$ 表示两样本所属的两个总体均数相等。其对应的检验统计量为

$$t=\frac{\bar{X}_1-\bar{X}_2}{\sqrt{\frac{(n_1-1)S_1^2+(n_2-1)S_2^2}{n_1+n_2-2}\left(\frac{1}{n_1}+\frac{1}{n_2}\right)}} \qquad \text{式 4-2}$$

上式的分子是两个样本均数之差，分母是样本均数之差的标准差，检验统计量 t 实为用标准差度量的均数之差，其服从自由度为 $\nu=n_1+n_2-2$ 的 t 分布。

采用实例 1 的数据说明问题，这里假设每个治疗阶段之间不存在相关关系，即认为同一个对象不同阶段的治疗结果是独立的，这种情况下采取两独立样本设计 t 检验，两独立样本设计 t 检验的 SAS 计算程序为：

```
Data t2;
INPUT g x @@;
CARDS;
1         4.83
1         3.83
1         4.64
…         …
2         7.61
;
proc ttest data=t2;
class g;
var x;
run;
```

语法说明：“**proc ttest**”是 t 检验的语法，“class g;”表示组别；“var x;”表示分析的变量。结果给出了两组治疗效果的平均值和标准差，组 1 的均数和标准差分别为 5.891 3 和 2.388，组 2 的均数和标准差分别为 4.441 9 和 1.525。

Statistics

Var	g	N	Lower CL Mean	Mean	Upper CL Mean	Lower CL Std Dev	Std Dev	Upper CL Std Dev	Std Err	Mini	Max
x	1	16	4.619	5.891 3	7.163 5	1.764	2.388	3.695	0.596 9	3.15	11.95
x	2	16	3.629	4.441 9	5.254 4	1.126	1.525	2.360	0.381 2	2.61	7.66
x Diff			0.003	1.449 4	2.895 8	1.601	2.003	2.678	0.708 3		

两独立样本 t 检验结果显示 t=2.05，对应的 p=0.049 6<0.05，说明两组之间的效果差别有统计学意义。

T test

Variable	Method	Variances	DF	t Value	Pr> |t|
x	Pooled	Equal	30	2.05	0.049 6
x	Satterthwaite	Unequal	25.5	2.05	0.051 2

Equality of Variances

Variable	Method	Num DF	Den DF	F Value	Pr>F
x	Folded F	15	15	2.45	0.092 8

（四）秩和检验

秩和检验对总体分布没有任何限制，无论总体分布形式如何，一端或两端无界，甚至分布未知，都能适用。在秩和检验中，一般不直接用样本观察值做分析，统计量的计算基于原数据在整个样本中大小所占位次。不清楚是否适合参数检验的资料，都应采用非参数检验；对于难以确定分布又出现少量异常值的小样本数据，非参数检验在剔除这些数据前后所得结论显示出其较好的稳健性。

Wilcoxon 秩和检验（Wilcoxon rank sum test）用于检验两个独立样本代表的两个总体分布是否有差别。Wilcoxon 秩和检验的零假设为两总体分布位置相同，对立假设为两总体分布位置不同；计算检验统计量 T 值：首先编秩，将两组数据由小到大统一编秩，遇到相同数值，则求平均秩次。求各组秩和，以样本例数较小者为 n_1，其秩和为 T_1。确定 p，做出推断。当 $n_1 \leqslant 10$，且 $n_2-n_1 \leqslant 10$ 时，查 T 界值表。当 $n_1>10$ 或 $n_2-n_1>10$ 时，使用正态近似法，其公式为：

$$Z=\frac{\left|T-n_1(N+1)/2\right|-0.5}{\sqrt{n_1 n_2(N+1)/12}} \qquad \text{式 4-3}$$

式中 0.5 为连续性校正数。

Wilcoxon 秩和检验的 SAS 计算程序为：

```
DATA   a2;
INPUT   x   c @@;
CARDS;
… …

;
PROC NPAR1WAY WILCOXON;
VAR x;
CLASS c;
RUN;
PROC FREQ;
TABLES c*x/SCORES=RANK CMH2;
RUN;
PROC RANK;
VAR   x;
RANKS rx;
RUN;
PROC ANONA;
CLASS c;
MODEL rx=c;
RUN;
```

程序说明：前面用于建立数据集 a2，“PROC NPAR1WAY WILCOXON；”调用 NPAR1WAY 过程进行 Kruskal-Wallis *H* 秩和检验；“PROC FREQ；”调用 FREQ 过程，使用 SCORES=RANK 和 CMH2 选项，得到 Kruskal-Wallis *H* 秩和检验。“PROC RANK；”对观察值统一编秩，当遇到相同秩次时取平均；“PROC ANONA；”对秩次变量 rx 开展单因素方差分析，总体的 *F* 检验渐近等于 Kruskal-Wallis *H* 检验。

（五）重复测量资料的方差分析

重复测量资料（repeated measurement data）是同一受试对象的同一观察指标在不同时间点上进行多次测量所得的资料，常用来分析观察指标在不同时间点上的变化。重复测量资料中同一受试对象的数据具有相关性，即各观察对象在六个时间点的数据是相关的。

全部受试对象用符号表示，其中 i（i=1，2，3，…，m）表示时间点，j（j = 1，2，3，…，n）表示受试对象，k（k=1，2，3，…，g）表示处理因素的水平。若以测定时间 i 和受试对象 j 来看，该资料的形式像随机区组设计；从测定时间 i 和处理因素 k 来看，该资料的形式又像有重复的两因素析因设计（2×4）。两因素重复测量资料的总变异包括两部分，一部分为受试对象间的变异，另一部分为受试对象内的变异。其中受试对象间的变异又分为处理因素的变异和个体间误差两部分，而受试对象内的变异则可分为时间因素 i 的变异、处理 k 和时间 i 的交互效应以及个体内误差的变异三部分。重复测量资料的方差分析计算较为复杂，一般采用统计软件包完成，在此不给出具体计算过程。

进行重复测量资料的方差分析，除了需要满足独立性、正态性和方差齐性外，还要满足协方差阵的球形性（sphericity/circularity）或复合对称性（compound symmetry）。Box 指出，若球形对称性质不能满足，则方差分析的 *F* 值是有偏倚的，从而增大了第一类错误的概率。球对称性通常采用 Mauchly 检验（Mauchly's test）来判断。

重复测量资料方差分析的 SAS 程序为：

```
DATA rmd;
INPUT grp time3 time7 time14 time21@@;
CARDS;
1   0.1917   1.6667   1.6500   0.7000
… …
2   1.3375   0.9750   0.6125   0.0000
;
PROC GLM;
CLASS grp;
MODEL time3 time7 time14 time21=grp;
REPEATED time 4/printe;
RUN;
```

程序说明：前面用于建立数据集 rmd，用 grp 表示分组，time3、time7、time14 和 time21 分别表示四个时间点的测得值。“PROC GLM;”调用 GLM 过程进行重复测量的方差分析，其中“MODEL time3 time7 time14 time21=grp;”表示重复测量的因素用 time 来表示，它有 4 个时间点，同时要求输出球形性假设检验的结果。

二、定性资料的分析方法

如果数据是分类资料，则需要采用分类资料的分析方法。比如，二分类资料可以选择 χ^2 检验或 Fisher 确切概率法；有序多分类可以选择 CMH 卡方检验或者秩和检验。

（一）χ^2 检验

如果 N-of-1 试验的结果是二分类资料，即患者治疗效果好或差，可以使用 χ^2 检验比较两种治疗方法的优劣。

使用卡方检验，不考虑对象在各个阶段之间的相关性，需要将所有对象在所有阶段的治疗结果汇总如表 4-2。

表 4-2　N-of-1 试验的四格表数据

处理	效果好	效果差	合计
A 治疗	a（T_{11}）	b（T_{12}）	n_1= a+b
B 治疗	c（T_{21}）	d（T_{22}）	n_2= c+d
合计	m_1= a+c	m_2= b+d	n= a+b+ c+d

在 H_0 成立的条件下，四格表中每一格相应理论频数 T_{ij} 的计算公式为：$T_{ij}= n_i* m_j/n$，其中 n 为总例数，n_i 是第 i 行的合计数，m_j 是第 j 列的合计数。如果 H_0 成立，当观察个数 n 较大时，样本观察频数与理论频数应当相差不大。每一格的样本观察频数 A（a、b、c 和 d）与理论频数 T（T_{11}、T_{12}、T_{21} 和 T_{22}）之间的差异，可运用下列公式计算统计量

$$\chi^2 = \sum \frac{(A-T)^2}{T} \qquad \text{式 4-4}$$

H_0 成立时，统计量 χ^2 服从自由度为 v = 1 的 χ^2 分布。开展 χ^2 检验，其要求包括 n 不小于 40，T 不小于 5。

【实例 2】 采用 N-of-1 试验设计方案，对 41 例糖尿病气阴两虚证患者进行中药复方“芪明颗粒”与安慰剂对照交替治疗研究观察，研究者得到总疗效，总疗效结果为疗效好、疗效差。治疗过程中，部分患者出现缺失值，最后得到 33 个周期的治疗结果，如表 4-3。

表 4-3　中药复方“芪明颗粒”与安慰剂对照治疗糖尿病患者的四格表数据

处理	疗效好	疗效差	合计
芪明颗粒	19	14	33
对照	11	22	33
合计	30	36	66

两个独立样本 χ^2 检验的 SAS 语法如下：

```
DATA chisq1;
DO g=1 TO 2;
DO i=1 TO 2;
INPUT f@@; OUTPUT;
END;
END;
CARDS;
19 14 11 22
;
PROC FREQ;
WEIGHT f;
TABLES g*i/ EXPECTED CHISQ EXACT;
RUN;
```

程序说明：“PROC FREQ;”制定频数表；“WEIGHT f;”对 f 进行加权；“TABLES g*i”对 g 和 i 变量制作频数表，选项 expected 指定输出理论频数，CHISQ 计算卡方检验结果，EXACT 要求计算 Fisher 精确概率。

基本情况如下：

	1	2	Total
1	19	14	33
	57.58	42.42	
2	11	22	33
	33.33	66.67	
Total	30	36	66
	45.45	54.55	100.00

卡方检验结果如下，由于满足卡方检验的条件，这里的结果为“Chi-Square”，其卡方值是 3.911 1，对应的 p 为 0.048 0。

Statistics for Table of g by i

Statistic	DF	Value	Prob
Chi-Square	1	3.911 1	0.048 0
Likelihood Ratio Chi-Square	1	3.952 1	0.046 8
Continuity Adj. Chi-Square	1	2.994 4	0.083 6
Mantel-Haenszel Chi-Square	1	3.851 9	0.049 7
Phi Coefficient		0.243 4	
Contingency Coefficient		0.236 5	
Cramer's V		0.243 4	

Fisher 精确概率结果如下：

Fisher's Exact Test

Cell（1，1）Frequency（F）	19
Left-sided Pr<= F	0.987 3
Right-sided Pr>= F	0.041 4
Table Probability（P）	0.028 7
Two-sided Pr<= P	0.082 8

Sample Size = 66

（二）Fisher 确切概率法

如果 $n<40$，或者是 T 小于 1，则需要采用 Fisher 确切概率法（Fisher's exact probability）。Fisher 确切概率法是由 RA Fisher 于 1934 年提出，此方法不属于 χ^2 检验，但可作为四格表 χ^2 检验的补充。Fisher 确切概率法的基本思想为超几何分布，具体如下：

首先在四格表边缘合计固定不变的条件下，计算表内 4 个实际频数变动时的各种组合的概率 P_i：$P_i=\dfrac{(a+b)!(c+d)!(a+c)!(b+d)!}{a!b!c!d!n!}$。式中 a、b、c、d 为四格表中的四个频数，n 为总例数，i 为在四格表边缘合计固定不变的条件下表内 4 个实际频数 a、b、c、d 变动的组合数：

$$i = 边缘合计中最小数 +1 \qquad 式 4\text{-}5$$

各组合的概率 Pi 服从超几何分布，其和 $\sum P_i=1$。

按检验假设计算单侧或双侧的累计概率 P。计算实际观察到的四格表资料的概率，而统计检验的 p 是所有有利于拒绝 H_0 的各种四格表所对应的概率之和。要想拒绝 H_0，必须使 a 值更大，c 值更小；或 c 值更大，a 值更小。

（三）CMH 卡方检验

对于反应变量为有序分类的资料一般不采用 Pearson 进行统计分析，而是采用 Cochran-Mantel-Haensel（CMH，或称 CMH 卡方）统计方法进行分析，本文将举例介绍该方法理论及其应用。

【实例 3】 假设某研究观察甲药和乙药治疗某种疾病，疗效评价包括无效、好转、显效、痊愈，共纳入 200 名患者进行治疗，治疗结束后自我评价的结果见下表。自我评价为有序的分类资料，现在要比较两种药物的疗效，采用 CMH 检验的行平均分统计量进行统计分析（表 4-4）。

表 4-4　甲药和乙药治疗某种疾病的疗效

组别	无效	好转	显效	痊愈	合计
甲药	19	22	26	29	96
乙药	24	32	27	21	104
合计	43	54	53	50	200

本例使用 CMH 卡方进行分析，其 SAS 程序如下：

```
data CMH1;
input group effect f;
cards;
1       1       19
1       2       22
1       3       26
1       4       29
2       1       24
2       2       32
2       3       27
2       4       21
;
proc freq;
tables group*effect/cmh nopercent nocol norow;
weight f;
run;
```

结果如下：

Cochran-Mantel-Haenszel Statistics（Based on Table Scores）

Statistic	Alternative Hypothesis	DF	Value	Prob
1	Nonzero Correlation	1	0.864 7	0.352 4
2	Row Mean Scores Differ	1	0.864 7	0.352 4
3	General Association	3	12.964 4	0.004 7

本例也可以使用秩和检验进行分析，其 SAS 程序如下：

```
DATA   zhihe;
input group effect f;
cards;
1      1      19
1      2      22
1      3      26
1      4      29
2      1      24
2      2      32
2      3      27
2      4      21
;
PROC NPAR1WAY WILCOXON;
VAR effect;
CLASS group;
FREQ f;
RUN;
```

描述性结果如下，可以知道组别 1 的平均秩次为 94.243 421，组别 2 的平均秩次为 87.764 423。

group	N	Sum of Scores	Expected Under H0	Std Dev Under H0	Mean Score
1	96	7 162.50	6 878.0	333.298 660	94.243 421
2	104	9 127.50	9 412.0	333.298 660	87.764 423

秩和检验的结果如下，这里因为总样本量较大，使用正态近似的方法，得到双侧的 p 为 0.394 2，大于 0.05，没有统计学意义，说明两组之间的疗效没有差别。

```
                 Wilcoxon Two-Sample Test
        Statistic                          7 162.500 0
        Normal Approximation
        Z                                  0.852 1
        One-Sided Pr>Z                     0.197 1
        Two-Sided Pr> |Z|                  0.394 2
        t Approximation
        One-Sided Pr>Z                     0.197 7
        Two-Sided Pr> |Z|                  0.395 3
```

假设表4-4的结果来自三个研究，分析时要考虑到不同研究中心之间可能存在差别，需要对研究中心进行校正。假设各研究中心的治疗结果如表4-5。

表4-5 各研究中心甲药和乙药治疗某种疾病的疗效

	组别	无效	好转	显效	痊愈
研究中心1	甲药	4	6	8	8
	乙药	9	13	10	9
研究中心2	甲药	7	6	9	11
	乙药	8	10	8	7
研究中心3	甲药	8	10	9	10
	乙药	7	9	9	5

对于分层的CMH，SAS程序的程序如下：

```
data CMH2;
input group effect hos f;
cards;
1    1    1    4
1    1    2    7
1    1    3    8
1    2    1    6
1    2    2    6
1    2    3    10
1    3    1    8
```

```
1	3	2	9
1	3	3	9
1	4	1	8
1	4	2	11
1	4	3	10
2	1	1	9
2	1	2	8
2	1	3	7
2	2	1	13
2	2	2	10
2	2	3	9
2	3	1	10
2	3	2	8
2	3	3	9
2	4	1	9
2	4	2	7
2	4	3	5
;
proc freq;
tables hos*group*effect/cmh nopercent nocol norow;
weight f;
run;
```

程序中 hos 为中心变量，group 表示不同分组，effect 为疗效，f 为频数，结果行平均分检验 χ^2=2.731 7，p=0.098 4>0.05。可以认为，排除中心因素影响后，两种药物的疗效是一样的。

Summary Statistics for dis by effect

Controlling for hos

Cochran-Mantel-Haenszel Statistics（Based on Table Scores）

Statistic	Alternative Hypothesis	DF	Value	Prob
1	Nonzero Correlation	1	2.731 7	0.098 4
2	Row Mean Scores Differ	1	2.731 7	0.098 4
3	General Association	3	3.567 6	0.312 1

Total Sample Size = 200

第二节　高级统计分析方法

一、荟萃分析

N-of-1 试验的数值资料也可以使用荟萃分析方法。这里把每个人当作一个研究中心，如果 N-of-1 试验纳入 10 个人，就相当于有 10 个研究中心，使用荟萃分析汇总 10 个人的结果。现在通过实例 1 介绍数值资料的 DerSimonian-Laird 法。实例 1 的结果具体见表 4-1。基本步骤如下：

1．计算每个人两种干预的效应差值

$$d_i = \frac{\overline{X}_{1i} - \overline{X}_{2i}}{S_{pi}} \qquad \text{式 4-6}$$

其中，

$$S_{pi} = \sqrt{\frac{(n_{1i}-1)\,S_{1i}^2 + (n_{2i}-1)\,S_{2i}^2}{n_{1i}+n_{2i}-2}} \qquad \text{式 4-7}$$

公式中，n_{1i} 和 n_{2i} 分别为第 i 个对象接受处理干预和对照干预的次数（都等于 3）；$\overline{X}_{1i}$和$\overline{X}_{2i}$分别对应的均数，${S_{1i}}^2$ 和 ${S_{2i}}^2$ 分别为对应的方差。

2．赋予权重　对每个研究对象（每篇文章）的设计和实施作全面评价之后分别赋予权重。如果认为各文章的设计和实施水平相当，也可以样本含量为权重。

3．计算 d_i 的加权均数和加权方差的估计值

加权均数

$$\overline{d} = \frac{\sum w_i d_i}{\sum w_i} \qquad \text{式 4-8}$$

加权方差

$$S_d^2 = \frac{\sum w_i (d_i - \overline{d})^2}{\sum w_i} = \frac{\sum w_i d_i^2}{\sum w_i} - \overline{d}^2 \qquad \text{式 4-9}$$

4．同质性检验　H_0：各研究对象的总体效应值 δi 相同，H_1：各对象总体效应值 δi 不全相同。统计量为$\chi^2 = \frac{kS_d^2}{S_e^2}$，其中$S_e^2 = \frac{4k}{\sum w_i}\left(1+\frac{\overline{d}^2}{8}\right)$，统计量服从自由度为 $v=k-1$ 的 χ^2 分布。若 $P \leqslant \alpha$，则拒绝 H_0，可以认为各研究间的异质性大，采用随机效应模型；反之，$P>\alpha$，则不拒绝 $H0$，采用固

定效应模型。

5. 置信区间　若各研究间存在异质性，按照随机效应模型计算置信区间。若各对象之间具有同质性，采用固定效应模型计算置信区间。

以实例 1 的白细胞数量为例，说明如何使用荟萃分析方法对连续性定量变量资料进行处理，首先要计算每个对象不同干预的样本量、均数和标准差，使用以下语法：

```
Data meta;
INPUT id g x @@;
CARDS;
1        1        4.83
1        2        3.53
1        1        3.83
1        2        3.11
1        2        4.01
1        1        4.64
2        2        4.71
...      ...      ...
;
proc sort;
by id g;
run;
PROC means;
Var x;
by id g;
run;
```

得到结果如下：

Group	N	Mean	Std Dev	Minimum	Maximum
Id=1					
1	3	4.433 333 3	0.531 068 1	3.830 000 0	4.830 000 0
2	3	3.550 000 0	0.450 333 2	3.110 000 0	4.010 000 0
Id=2					
1	3	5.393 333 3	2.784 678 3	3.150 000 0	8.510 000 0
2	3	3.853 333 3	1.102 104 0	2.610 000 0	4.710 000 0
Id=3					
1	3	4.270 000 0	0.560 000 0	3.870 000 0	4.910 000 0
2	3	3.710 000 0	0.259 807 6	3.560 000 0	4.010 000 0

```
Id=4
1    3    5.286 666 7    0.979 404 6    4.520 000 0    6.390 000 0
2    3    3.680 000 0    0.548 087 6    3.260 000 0    4.300 000 0
Id=5
1    2    8.030 000 0    0.240 416 3    7.860 000 0    8.200 000 0
2    2    6.345 000 0    1.859 690 8    5.030 000 0    7.660 000 0
Id=6
1    2    10.025 000 0   2.722 361 1    8.100 000 0    11.950 000 0
2    2    7.000 000 0    0.862 670 3    6.390 000 0    7.610 000 0
```

使用SAS实现荟萃分析的语法为：

```
DATA a1;
INPUT n1i x1i s1i n2i x2i s2i;
spi=SQRT(((n1i-1)*s1i**2+(n2i-1)*s2i**2)/(n1i+n2i-2));
di=(x1i-x2i)/spi;
wi=n1i+n2i; wid=wi*di;
wid2=wi*di**2;
s_num=6;
CARDS;
3    4.433 333 3    0.531 068 1    3    3.550 000 0    0.450 333 2
3    5.393 333 3    2.784 678 3    3    3.853 333 3    1.102 104 0
3    4.270 000 0    0.560 000 0    3    3.710 000 0    0.259 807 6
3    5.286 666 7    0.979 404 6    3    3.680 000 0    0.548 087 6
2    8.030 000 0    0.240 416 3    2    6.345 000 0    1.859 690 8
2    10.025 000 0   2.722 361 1    2    7.000 000 0    0.862 670 3
;
DATA a2; SET a1;
swi1+wi; swid1+wid; swid21+wid2;
id=_N_;
IF _N_=s_num THEN DO;
swi=swi1; swid=swid1;
swid2=swid21;
END;
PROC SORT; BY DESCENDING id;
DATA a3; SET a2;
hbd=swid/swi;
```

```
sd2=(swid2/swi)-hbd**2;
se2=4*s_num/swi*(1+hbd**2/8);
chisq=s_num*sd2/se2; df=s_num-1;
p=1-PROBCHI(chisq, df);
IF sd2>se2 THEN sdel=SQRT(sd2-se2);
ELSE sdel=0;
low=hbd-1.96*sdel;
up=hbd+1.96*sdel;
sdf=se2**0.5/s_num**0.5;
flow=hbd-1.96*sdf;
fup=hbd+1.96*sdf;
PROC PRINT;
VAR n1i x1i s1i n2i x2i s2i di spi wi wid wid2;
VAR chisq p hbd low up flow fup sd2 se2 sdf;
RUN;
```

合并标准差表示为 spi，标准化效应（均数）差值表示为 di，权重值表示为 wi，效应合并值表示为 hbd，其 95% 的置信区间表示为 low，up（随机效应）；齐性检验的卡方值表示为 chisq 及 p，flow、fup 为固定效应模型的效应合并值的 95% 置信区间。本研究结果显示，齐性检验的卡方值表示为 chisq=1.216，p=0.943，说明各个研究的同质性好，应该使用固定效应模型。得到总的效应量为 1.438 98，其对应的置信区间为（0.661 49，2.216 47）。使用 SAS 开展荟萃分析，绘制森林图比较麻烦。

该资料也可以使用 Review Manager 软件或者 Stata 软件实现。这里使用 Stata 12.0 版本软件实现荟萃分析。用于分析的数值见表 4-6。

表 4-6 用于荟萃分析的 Stata 数据

id	n1i	x1i	s1i	n2i	x2i	s2i
1	3	4.433 33	0.531 07	3	3.550 00	0.450 33
2	3	5.393 33	2.784 68	3	3.853 33	1.102 10
3	3	4.270 00	0.560 00	3	3.710 00	0.259 81
4	3	5.286 67	0.979 40	3	3.680 00	0.548 09
5	2	8.030 00	0.240 42	2	6.345 00	1.859 69
6	2	10.025 00	2.722 36	2	7.000 00	0.862 67

Stata 软件的语法为：

```
metan n1i x1i s1i n2i x2i s2i, label(namevar=id) fixed cohen
```

得到森林图（图 4-7），本研究结果显示齐性检验的卡方值表示为 chisq= 1.12，p=0.952，说明各个研究的同质性好，应该使用固定效应模型。得到总的效应量为 1.368，其对应的置信区间为（0.543，2.192），说明不同干预的处理效果不一致。

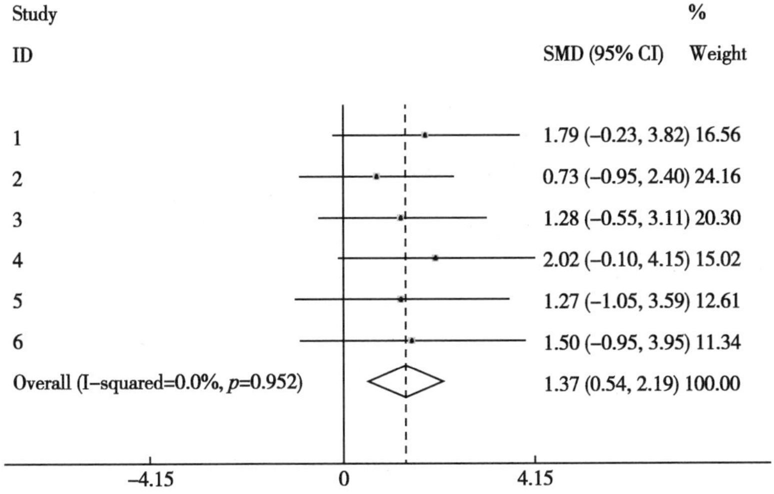

图 4-7　Stata 软件的森林图

二、一般线性模型

一般线性模型的基本目的是用一个以上的自变量的数值估计另一个因变量的平均水平。这里要求因变量为数值资料，一般线性模型的数学模型为：

$$\hat{Y} = b_0 + b_1X_1 + b_2X_2 + \ldots + b_pX_p \quad \text{式 4-10}$$

其中 b_0 为常数项，也称截距。X_i 是自变量，可以是数值资料，也可以是分类资料。b_i 为自变量的偏回归系数（partial regression coefficient），表示当方程中其他自变量保持不变时，自变量变化一个计量单位，反映变量的平均值变化的单位数。一般线性模型通常是采用最小二乘法来估计未知参数。其基本原理是：利用收集到的因变量和自变量的一组数据建立上述的线性函数，使得因变量的观察值和估计值之间的离差平方之和尽可能地小。

（一）整体模型的假设检验（方差分析）

一般线性模型，首先需要对整个模型进行假设检验，采用方差分析的方法。将所有变异分解为两部分：模型部分和残差部分。模型部分的变异是指能否使用一般线性模型解释的那部分，模型未能解释的那部分变异称为残差效应。通过比较模型引起的变异和残差变异来验证建立的模型是否有意义。如果得到的 $p<0.05$，则说明建立的一般线性模型存在统计学意义。但是具体哪个自变量有意义，还需要开展偏回归系数的 t 检验。

（二）偏回归系数的 t 检验

偏回归系数的 t 检验是在整个回归方程具有统计学意义的情况下，检验某个总体偏回归系数等于零的假设，以判断相应的自变量对回归是否有贡献。其检验统计量为

$$t_{bj}=\frac{b_j}{S_{bj}} \qquad \text{式 4-11}$$

其中 S_{bj} 为第 j 偏回归系数的标准误。

利用 SAS 软件开展一般线性模型，其语法为：

```
DATA a1;
INPUT x1-x4 y;
CARDS;
24.22 10.0 5.75 13.6 29.36
………
29.39 3.0 20.56 7.5 6.12
;
PROC REG   CORR;
MODEL y=x1-x4 /STB;
PROC REG;
MODEL y=x1-x4 /SELECTION=STEPWISE;
PROC REG;
MODEL y=x1-x4 /SELECTION=RSQUARE;
RUN;
```

三、Logistic 回归模型

如果出现二分类因变量（如治愈与未治愈、阳性与阴性等）或多分类因变量与一组自变量（X_1, X_2, X_3…, X_p）的关系，需要使用 Logistic 回归模型。

若自变量包括 P 个 X，其对应的 Logistic 回归模型为：

$$\log it(\pi)=\ln(\frac{\pi}{1-\pi})=b_0+b_1X_1+b_2X_2+\ldots+b_pX_p \quad \text{式 4-12}$$

其中，b_0 为常数项（截距），X_i 为回归系数。由样本估计参数，并建立了回归方程后，需要通过假设检验才能做出推断。假设检验包括两个内容：一是检验整个模型，即检验因变量与自变量之间的关系能否用所建立的回归方程来表示；二是检验单个回归系数是否为 0，即检验单个自变量对因变量的影响是否存在。最常用的检验方法有 Wald 检验和似然比检验。

Wald 检验可用于单个回归系数的检验，统计量为 $Z=\frac{b-0}{S_b}$ 或，在 H_0 成立的条件下，如果样本量较大，Z 近似地服从标准正态分布，χ^2 近似地服从自由度为 1 的 χ^2 分布。

以表 4-5 的数据实例进行说明，其语法为：

```
DATA logistic;
INPUT x1-x2 y @@;
CARDS;
;
PROC LOGISTIC;
CLASS x7/PARMA=REF;
MODEL y=x1-x7/SELECTION=BACKWARD SLS=0.05 RISKLIMITS;
RUN;
```

程序说明：前面是数据语句，第一至第七列分别为自变量，第八列为因变量；“PROC LOGISTIC；”为调用 logistic 的语句，“CLASS x7”定义为哑变量，“MODEL y=x1-x7”定义模型，以 0.05 为检验水准，采用后退法进行变量筛选，给出值 95% 的置信区间。

第五章

单病例随机对照试验的报告规范

第一节 单病例随机对照试验的方法学质量评价工具

临床试验的方法学质量与试验结果的可靠性密切相关。随机对照试验的方法学质量评价工具包括 Cochrane 偏倚风险评价工具、Jadad 评分等。类似地，研究者也开发了用于评估 N-of-1 试验方法学质量的评价工具。

一、单病例试验设计评分量表

单病例试验设计评分量表（single-case experimental design scale，SCED 量表），是用于评估单个病例设计（single-subject design）和 N-of-1 试验方法学质量的量表。

SCED 量表包括 11 个条目。第 1 个条目不用于计算总得分。第 2～11 个条目用于计算总得分。如果 N-of-1 试验的方法学满足某个条目标准，该条目得分为 1 分，否则得分为 0 分。总得分等于第 2～11 个条目得分的总和。总得分的范围为 0～10 分。得分越高，N-of-1 试验的方法学质量越高。每个条目的具体含义和评分标准见表 5-1。

研发者对 SCED 量表条目的评分依据并没有给出十分清晰的定义或描述。所以，研究者在使用 SCED 量表过程中，仍存在较大程度的主观性判断。

研发者没有明确声明 SCED 量表只用于行为学领域。但是，从 SCED 量表的条目可以发现，SCED 量表应用于行为学领域可能更为适宜。所以，研究者在使用 SCED 量表评估 N-of-1 试验的方法学质量时，需要慎重解释评估结果。

表 5-1　SCED 量表的 11 个条目

条目	评分标准
1. 临床病史	研究提供了与研究对象人口学特征和损伤特征相关的重要信息，使读者能够判断该治疗措施对其他患者的适用性
2. 目标行为	研究提供了一个精确的、可重复的、能够明确定义的目标行为；该目标行为可用于评价治疗是否成功
3. 试验设计	研究设计能够实现通过治疗效应解释干预和疗效的关系
4. 基线信息	非治疗期，能够获得足够的基线测量数据
5. 治疗信息	治疗期，能够获得足够的测量数据，用于分析与基线数据的差异
6. 原始数据	提供能够反映行为变化的准确信息
7. 一致性	确定目标行为测量的可靠性和不同评分者收集信息的一致性
8. 第三方评估	与研究无关的第三方评估者评估患者疗效
9. 统计分析	通过对不同阶段数据进行统计分析，阐明疗效
10. 可重复性	阐明干预措施不限于某一个具体患者或特定条件
11. 普适性	阐明干预措施应用于目标行为或治疗环境之外的其他领域范围

二、单病例随机对照试验偏倚风险量表

单病例随机对照试验偏倚风险量表（risk of bias in N-of-1 trials scale，RoBiNT 量表），是 SCED 量表的更新版本。RoBiNT 量表于 2013 年发表，与 SCED 量表相比，RoBiNT 量表有三个显著的变化。

RoBiNT 量表的条目数由 SCED 量表中的 11 个增加到 15 个。RoBiNT 量表并没有删除 SCED 量表中的条目，而是将原来的条目 4 和条目 5 合并成为一个新的条目，同时增加了 5 个新的条目。新增的 5 个条目分别是随机化、患者或治疗者的盲态、患者的依从性、治疗环境、干预措施。

SCED 量表中没有设置亚量表。但是，RoBiNT 量表将 SCED 量表中的条目进行了重新排序，并新增加 5 个条目，从而形成 2 个亚量表。

第 1 个亚量表名称为内部效度亚量表（internal validity subscale），包括 7 个条目。第 2 个亚量表名称为外部效度和解释亚量表（external validity and interpretation subscale），包括 8 个条目（表 5-2）。

RoBiNT 量表的评分方式与 SCED 量表不同。在 SCED 量表中，每个条目的评分范围为 0 到 1。在 RoBiNT 量表中，每个条目的评分范围为

0～2。每个条目具体的中文及评分标准如下。

条目1：试验设计；设置至少3个治疗轮次，评分为2分；设置2个治疗轮次，评分为1分。

条目2：随机化；指明治疗的顺序是随机分配的，评分为2分。需要指出的是，这里的随机化不是随机化分配患者，而是随机分配治疗轮次或者干预措施的顺序。

条目3：行为样本；每个治疗期至少有5个数据测量点，评分为2分；每个期的数据测量点少于5个，但是至少有3个进行测量，评分为1分。

条目4：患者或治疗者盲态；患者和治疗者均处于盲态，评分为2分。

条目5：评估者盲态；评估者不知道干预措施和干预期，评分为2分；评估者不知道干预措施，评分为1分。

条目6，一致性；数据测量的一致性在80%及以上，评分为2分；70%～79%，评分为1分。或者，通过仪器测量的数据，评分为2分；手工测量的数据，评分为1分。

条目7：患者依从性；当满足以下四个条件时，评分为2分。①患者的依从性与治疗者无关；②能够采用直接、定量的测量方法评估患者对干预措施的依从性；③至少有20%的干预措施依从性能够评估；④患者对方案的依从性至少达到80%。

条目8：基线特征；给出基线条件和特征，评分为2分；如果某些变量是基线必须测量的而未给出，且不属于人口学、病史或功能状态，评分为1分。

条目9：治疗环境；指明具体的治疗环境，评分为2分。

条目10：目标行为；评分举例：给出目标行为的定义，评分为1分；给出目标行为定义的同时，给出具体的测量方法以及正确或错误行为的定义，评分为2分。

条目11：干预措施；指明干预措施的具体操作过程，评分为2分。

条目12：原始数据；评分举例：提供完整的原始数据，评分为2分；提供不完整的数据，评分为1分。

条目13，统计分析；提供完整的可视化分析或合适的统计分析原理，评分为2分；提供不完整的可视化分析或者没有对每个治疗期数据进行分析或者没有提供统计分析原理，评分为1分。

条目 14：可重复性；这里的可重复性指的是整个试验的可重复性，而不是试验结果的可重复性。评分举例：至少进行 3 轮次试验，评分为 2 分；重复进行 1 到 2 个轮次，评分为 1 分。

条目 15：普适性；普适性指的是结果是否可以应用到其他行为或类似的情景。评分举例：在试验的整个过程中，对普适性进行评估，评分为 2 分；在得出治疗结论之前，进行普适性评估，评分为 1 分。

尽管 RoBiNT 量表是 SCED 量表的改进版本，但是，研发者仍然没有对每个条目的评分依据给出十分清晰的定义或描述。所以，研究者在使用 RoBiNT 量表的过程中，还是存在一定程度的主观性判断。

由此可见，目前尚无较为成熟的 N-of-1 试验方法学质量评价工具。研究者在使用 RoBiNT 量表或 SCED 量表的同时，也可参考 Cochrane 偏倚风险评价工具、Jadad 评分等评价工具。

表 5-2　RoBiNT 量表与 SCED 量表的对比

RoBiNT 量表条目	SCED 量表条目
内部效度亚量表	
1. 试验设计	条目 3
2. 随机化	无
3. 行为样本	条目 4 和 5
4. 患者或治疗者盲态	无
5. 评估者盲态	条目 8
6. 一致性	条目 7
7. 患者依从性	无
外部效度和解释亚量表	
8. 基线特征	条目 1
9. 治疗环境	无
10. 目标行为	条目 2
11. 干预措施	无
12. 原始数据	条目 6
13. 统计分析	条目 9
14. 可重复性	条目 10
15. 普适性	条目 11

第二节　单病例随机对照试验的报告规范

一、单病例随机对照试验报告规范及应用

除了 N-of-1 试验证据本身的质量，另外一个影响其证据用于临床实践的因素是单病例随机对照试验的报告质量。

1982 年，哈佛大学 DerSimonian 博士提出医药类出版商和期刊杂志社应当向撰写试验研究报告的作者提供一份他们希望在报告中出现内容的项目列表，这样就可以改进临床试验的报告。1994 年英国伦敦卫生及热带医学院的 Schulz 教授率领其团队对 4 本妇产科学领域的期刊在 1990—1991 年间发表的 206 篇临床随机对照试验的报告质量进行综合的系统评价，研究结果显示不到 35% 报告了随机方法的产生过程和分配方案的隐藏。同时还发现研究试验中普遍缺乏随机分配方案的隐藏方法和盲法的报告，虽然导致报告不全面的原因尚不完全清楚，但是这些不完善的报告均导致了治疗的效果被夸大。而读者却未发现方法设计的问题，仍然以那些所谓的采用了随机对照的方法作为参考依据。为使临床研究中随机对照试验的报告尽可能规范化，1993 年，由加拿大、美国和英国等国家的 30 位工作在各领域的专家（专业领域涉及方法学、流行病统计学、临床医学、医学期刊编辑等）组建的国际化研究小组，在加拿大首都渥太华举行工作会议，共同发起旨在评估随机对照试验报告质量的标准规范。历时 3 年，最终制定出随机对照试验报告质量统一标准规范（consolidated standards of reporting trials，CONSORT），1996 年在 JAMA 正式发表，引起了医学界相当的轰动，规范声明被美国《医学索引》（*Index Medicus*，IM）超过 50% 的生物医学杂志所采用，作为录用文稿的筛选条件之一，同时被美国患者疗效研究所（Patient-Centered Outcomes Research Institute，PCORI）认为是 20 世纪医学顶尖研究发展中的里程碑之一。2010 年，CONSORT 规范再次被修订。自发布以来，被引用频次高达 8 000 次以上。CONSORT 规范旨在改善随机对照试验的报告质量，促使撰写研究报告的工作人员对试验的设计方法、具体实施过程、统计分析的可靠性和结果均要有合理的解释，有助于读者（临床试

验研究人员、医生、决策制定者或是患者）客观地评价试验结论的可靠性和真实性。

CONSORT 协作组针对不同类型的试验，在 21 世纪初，陆续制定了不同试验的规范扩展版（如整群试验、等效性试验和非药物治疗等），而且规范标准制定组均以“CONSORT 规范扩展版”的形式将其他类别临床试验的报告规范发布。考虑到 N-of-1 试验遵循个体化思想的研究方法、获得个体化数据的主要结果以及朝向个体化诊疗的发展前景等因素，2011 年，加拿大阿尔伯特大学补充替代医学研究中心 Sunita Vohra 教授、渥太华大学循证医学实践中心 David Moher 教授和 Larissa Shamseer 博士、渥太华东安大略省儿童医院的 Sampson 博士和 Barrowman 博士、英国牛津大学医学统计中心 Doug Altman 教授及 CONSORT 工作组成员讨论协商制定针对于 N-of-1 试验的报告规范（CONSORT extension for n-of-1 trials，CENT）。讨论制定规范会议的举行，也为 N-of-1 试验规范化的发展起到了举足轻重的作用。2015 年 5 月，CENT 规范在 BMJ 发布，CENT 规范声明包括以下 7 个部分：题目和摘要、引言、试验方法、随机方法、结果、讨论和其他信息，总共 26 项细则条目（包括 42 项子条目）组成的一个清单表。以 CONSORT 规范与 CENT 规范对比的形式展现（表 5-3）。

表 5-3　CENT 标准

主题	序号	CONSORT 条目	序号	CENT 条目
题目和摘要				
	1a	题目可知是随机临床试验	1a	题目可知是单病例随机对照试验
	1b	结构式摘要（包括背景、方法、结果和结论）	1b	同 CONSORT1b
引言				
背景和目的	2a	科学的背景和合理的解释使用该方法的理由	2a	同 CONSORT2a
	2b	试验的目的和 / 或提出假设	2b	同 CONSORT2b
			2c	研究疾病使用单病例随机对照试验的合理解释

续表

主题	序号	CONSORT 条目	序号	CENT 条目
试验方法				
试验设计	3a	详细试验设计描述（如平行对照设计、分析原因试验设计），包括计划受试者按照何种比例分配入各组	3a	合理描述试验设计，计划实施的组数以及每期时长（包括药物起效期和洗脱期）
	3b	试验开始后对预先设计的方案做出的重要改变（如受试者纳入标准），需要给出较为详细原因	3b	试验开始后对预先计划的试验方法所作的重要改变（如设计序列时的挑选标准），并说明原因
受试者	4a	合格标准（包括诊断标准、年龄、病史等）	4a	对研究疾病的诊断标准；如是系列单病例随机对照试验，说明合格受试者的标准
	4b	试验进行的场所和单位	4b	同 CONSORT 4b
干预措施	5	详尽地描述各组干预措施（包括实际上是在何时、如何实施的）	5	详尽地描述各期干预措施（包括实际上是在何时、如何实施的），以使该试验能够重复设计（复杂干预措施情况，详见 CONSORT 非药物干预报告条目）
结局指标	6a	全面且准确地介绍预先设定的主要和 / 或次要结局指标（包括指标的定义、何时以何种方式记录测评）	6a	全面准确地介绍预先设定的主要和次要结局指标（何时、如何测评的（例如受试者、试验实施者或者第三方研究人员）
			6b	测量工具的特性（效度与信度）
	6b	试验开始后，是否对设定的结局指标有任何更改，如果有，解释原因	6c	同 CONSORT 6b
样本量	7a	确定样本量的方式	7a	同 CONSORT 7a
	7b	如果预计试验有突发情况，需要说明中期研究分析和试验中止的原则	7b	必要时，解释试验中止的原则

续表

主题	序号	CONSORT 条目	序号	CENT 条目
随机方法				
随机序列产生	8a	详细介绍如何产生随机序列分配方法	8a	如果使用随机方法，说明产生随机序列分配的方法
	8b	介绍使用的随机方法，同时详细介绍如何分组及各组样本量情况	8b	必要时，随机方法的类型；任何限定的细节（如配对和分组）
			8c	全序列的周期
分配隐藏方法	9	详细说明如何执行随机分配序列的机制（如信封隐藏法，隐藏序列号法）	9	同 CONSORT 9
实施措施	10	制作随机分配序列的研究人员，招募受试者的研究人员及分组受试者的研究人员	10	同 CONSORT 10
盲法	11a	如果实施盲法，描述对谁设盲（例如受试者、医护实施人员、结局评估人员），及如何成功实施盲法	11a	同 CONSORT 11a
	11b	详细描述干预措施的相似之处	11b	同 CONSORT 11b
统计分析方法	12a	对主要和次要结局指标的比较的统计学方法	12a	用于比较干预措施的主要和次要结局指标数据的统计学方法
	12b	附加统计分析法（如亚组分析和校正分析等）		对单病例随机对照试验不适用
			12b	用于假设检验的方法（如交叉效果，各期后的影响和内部相关性等）
			12c	对于系列单病例随机对照试验，如果超过一个试验的数据是定量合并的，描述合并的统计学方法，包括如何测评受试者之间的异质性（如需对多个试验统计合并报告条目特殊描述，见 PRISMA 条目）

续表

主题	序号	CONSORT 条目	序号	CENT 条目
伦理			13	该报告是否代表了一个完整的研究，是否通过了某单位的伦理委员会
结果				
受试者流程图（推荐）			14a	完整的设计期数；直观的结果描述方式被推荐
	13a	随机分配到各组的受试者例数，接受治疗的例数，以及纳入主要结局分析的例数	14b	对于系列单病例随机对照试验，纳入受试者的例数，实际参与的例数，以及完成各期干预措施和纳入主要结局分析的例数
	13b	简要描述各组脱落和被剔除的例数和原因	14c	各期停止试验的例数，并说明原因
招募受试者	14a	招募期和随访时间的长短，并说明具体日期	15a	招募期和随访时间的确定
	14b	试验中断或终止的原因	15b	同 CONSORT14b
基线数据	15	受试者的基线资料数据（包括人口学资料和临床特征，推荐表格的形式）	16	基线数据和临床特征，如果是系列试验，推荐以表格的形式来表示受试者的基线资料
分析的数值	16	是否按最初的分组例数（分母）分析，还是采用意向性分析	17	每期试验中各干预措施的结果分析。对于系列单病例随机对照试验，是否实施定量合并，纳入的试验例数
结果估计	17a	各组结局指标的结果，效应估计值及其精确性（如95%置信区间）	18	各期每一项主要和次要结局指标的结果，效应估计值及其精确性（如95%置信区间）；对于系列单病例随机对照试验，如果数据合并，提供每期的估计值
	17b	对于二分类变量的结局，建议同时提供相对效应值和绝对效应值		不适用于单病例随机对照试验

续表

主题	序号	CONSORT 条目	序号	CENT 条目
其他分析	18	其他分析的结果（包括亚组分析和校正分析）	19	其他分析结果（包括交叉效果，各期后的影响和内部相关性等）
危害报告	19	各组出现的所有严重危害或不良反应	20	各组出现的所有严重危害或不良反应
讨论				
局限性	20	试验的局限性，报告潜在偏倚的原因，以及出现多种分析结果的原因（如果有这种情况的话）	21	试验的局限性，报告潜在偏倚和不精确的原因
推广性	21	试验结果被推广的可能性（外部可靠性，实用性）	22	同 CONSORT 21
解释性	22	与结果相对应的解释，权衡试验结果的利弊，并且考虑其他相关证据	23	同 CONSORT 22
其他信息				
临床试验注册信息	23	临床试验注册号和注册机构名称	24	同 CONSORT 23
临床试验计划书	24	如果有的话，在哪里可以获取完整的试验方案	25	同 CONSORT 24
获得的资助	25	资助和其他支持（如提供药品）的来源，提供资助者所起的作用	26	同 CONSORT 25

二、行为干预的单个病例报告指南

行为干预的单个病例报告指南（single-case reporting guideline in behavioural interventions，SCRIBE 声明）是用于规范行为科学领域单个病例设计研究报告的清单。该声明发表于 2016 年，Tate 等对 SCRIBE 声明的条目进行了详细介绍和解读。

SCRIBE 声明为读者提供了一个清晰的、完整的、准确的报告清单，涉及试验的计划、实施、结果等多个方面。研究者可以按照该声明的清单撰写自己开展的行为干预单个病例试验研究，也可以使用该清单评判性地评估行为科学领域发表的单个病例试验研究。SCRIBE 声明同样适用于医学领域的行为干预的N-of-1试验。

SCRIBE声明的清单共包括26个条目，分别为题目和摘要、背景、方法、结果、讨论和相关文件六大部分。每个部分的具体条目含义见表5-4。

表5-4 SCRIBE 2016清单

条目	主题	详细描述
题目和摘要		
1	题目	题目能识别是单个病例试验设计
2	摘要	简要描述研究问题、人群、设计、方法、目标行为、结局指标、结果和结论
背景		
3	科学的背景	描述问题提出的科学背景、目前进展以及不足
4	目的	声明研究目的或假设
方法		
设计		
5	试验设计	识别设计类型，治疗轮次的设定
6	流程变化	描述在试验实施过程中，任何研究流程的变化
7	重复性	描述任何计划的重复研究
8	随机化	声明是否使用了随机化。如果使用了随机化，描述随机化的具体方法以及随机化过程和参数
9	盲法	声明是否使用了盲法；如果使用了盲法，指明对谁进行设盲
受试者		
10	选择标准	声明纳入和排除标准；如有可能的话，声明招募方法
11	受试者特征	描述每一个受试者的人口学特征和与研究问题相关的临床特征，匿名描述信息
环境		
12	环境	描述试验实施的环境和场所
伦理批准		
13	伦理	声明是否通过伦理，指明如何获得知情同意
指标与材料		
14	指标	定义目标行为和结局指标，描述指标的可靠性和有效性，声明如何选择和测量这些行为和指标
15	设备	清晰描述任何用于测量目标行为和其他结局指标以及与干预措施相关的设备或材料（例如：辅助技术、生物反馈、计算机程序、治疗手册以及其他物质资源）

续表

条目	主题	详细描述
干预		
16	干预措施	尽可能详尽地描述每个阶段的干预措施和对照措施，包括具体操作步骤以及时间点
17	方案执行程度	描述如何评估每个阶段中方案的执行程度
分析		
18	统计分析	描述用于数据分析的方法
结果		
19	完成情况	报告患者完成的每一个治疗周期的情况以及没有完成的时间和原因
20	结局指标和评估	报告每一个患者涉及的目标行为和其他指标的原始数据
21	不良事件	声明是否有不良事件发生以及发生的阶段
讨论		
22	结果解释	简要描述研究发现并解释结果
23	局限性	讨论研究不足以及产生偏倚和不精确性的原因
24	可行性	讨论研究发现的应用可行性
相关文件		
25	试验方案	如果有的话，声明获取研究方案的途径
26	资金来源	指明资金或其他支持来源以及资助者的作用

第三节　贝叶斯分析的报告规范

N-of-1 试验可以采用分层贝叶斯模型进行统计分析。全面地报告贝叶斯分析结果，有利于读者获取有用的信息、为开展同类研究提供参考。目前，医学领域已经发表的贝叶斯分析报告规范有 3 个，分别是健康技术评估的贝叶斯分析报告标准（BayesWatch 标准）、科学研究领域贝叶斯分析的报告标准（Bayesian Standards in Science，BaSiS 标准）和临床研究贝叶斯分析的报告标准（Reporting of Bayes Used in Clinical Studies，ROBUST 标准）。下文将分别介绍这 3 种报告规范。

一、健康技术评估的贝叶斯分析报告标准

BayesWatch 标准是用于健康技术评估的贝叶斯分析报告，包括背

景、方法、结果和解释四个部分。该清单可以作为CONSORT声明的补充文件，用于报告贝叶斯分析的结果。BayesWatch标准的具体内容如下：

（一）背景

1. 技术　清晰地描述干预措施、目标人群等。

2. 研究目的　明确预期结论、估计的参数和根据结论产生的建议之间的关系。明确预期结论和参数时，需要规定先验分布。根据结论给出建议时，需要考虑损失函数或效用。

（二）方法

1. 研究设计　为了判断研究之间的可交换性，需要考虑证据的相似性。

2. 统计模型　清晰地描述参数和所得数据之间的概率关系。

3. 前期分析　需要指明是否需要在数据收集之前构建先验和损失函数。

4. 损失函数　明确指明在研究开始之前确定的科学推断方法。通常，通过设定一个范围值来确定，例如：参数在某一个规定的范围之内，认为两种不同疗法的疗效相当。

5. 先验分布　指明参数的先验分布以及是否使用无信息先验。指明是否使用了多种先验分布。提供确定先验分布所使用的经验证据。

6. 计算　描述计算的过程，以便于读者重复计算过程并获得所需要的结果。指明计算所使用的软件。如果使用了MCMC算法，指明如何选择起始值、运行链的数量和长度以及收敛性检验方法。

（三）结果

研究所得证据；尽可能给出观察到的数据，同时，保证患者隐私。

（四）解释

1. 报告　给出详细的后验分布。一般情况下，应当包括置信区间和后验分布的图示。如有可能，给出损失函数的描述。

2. 敏感性分析　如果设定了多种先验，那么，对应的结果也应当给出。

BayesWatch标准给出了贝叶斯分析报告中需要考虑的一般因素。虽然条目内容涉及研究的整个过程，但是，并没有明确指出需要报告的具体条目或内容，可能会影响研究者对该标准的执行程度。

二、科学研究领域贝叶斯分析的报告标准

BaSiS 标准用于科学研究领域贝叶斯分析的规范报告，2001 年，由 BaSiS 工作组（BaSiS Group）研制并通过工作网站发布。

BaSiS 标准包括 7 个条目，分为方法、结果和讨论 3 个领域。各个条目的具体含义见表 5-5。

表 5-5　BaSiS 标准的条目

主题	条目	描述
方法		
研究问题和统计模型	1	①观测数据；②分层数量；③先验分布的选择和理由
计算方法	2	①收敛性检验；②产生后验估计的方法；③分析使用的软件，如果软件不是开源软件，需要声明软件的有效性
模型核查和敏感性分析	3	指明核查模型适用性的方法和敏感性分析内容
结果		
参数的后验分布	4	摘要模型参数的后验分布和其他有价值的信息包括①参数的后验均值、标准差和分位数；②个体后验概率密度分布；③如果有多重比较，给出联合后验概率区间；④贝叶斯因子
模型核查和敏感性分析	5	给出研究发现和研究结果的意义
讨论		
结果解释	6	
分析的局限性	7	

三、临床研究贝叶斯分析的报告标准

虽然 BayesWatch 标准和 BaSiS 标准可以用于贝叶斯分析的规范报告，但 Sung 等认为这两个标准的内容和形式不是非常适合作为清单使用。所以，他们构建了新的 ROBUST 标准。ROBUST 标准于 2005 年发表在《临床流行病学》（*Journal of Clinical Epidemiology*，JCE）杂志上。与 BayesWatch 标准和 BaSiS 标准相比，ROBUST 标准的条目更加简洁

明确，有利于读者精确地判断文献中贝叶斯分析的报告情况。

ROBUST标准包括7个条目。如果文献报道了该条目，则赋值为1分，否则赋值为0分。ROBUST标准的总得分范围为0～7分。每个条目的具体含义见表5-6。

表5-6　ROBUST标准的7个条目

条目	描述
先验分布	
1	先验分布的描述
2	给出构建先验分布的理由
3	计划开展的敏感性分析
分析	
4	统计模型的选择
5	使用的分析技术
结果	
6	集中趋势描述
7	标准差或置信区间

ROBUST标准是BayesWatch标准和BaSiS标准的改进版本，但是，仍属于普适性的贝叶斯分析报告标准，不一定完全适用于规范医学领域N-of-1试验的贝叶斯分析。2016年，一项研究采用ROBUST标准评估了贝叶斯N-of-1试验中贝叶斯分析的报告情况，该研究共纳入11篇合格的文献，结果显示，ROBUST得分范围为6～7分，中位数为6，5篇文献报道了所有的条目，除了先验分布的构建依据和敏感性分析条目之外，其他条目在所有文献中均被报道。ROBUST标准可以有效地评估N-of-1试验中贝叶斯分析的报告情况，但是，相关的样本量、协变量调整等因素仍有待完善补充。

第四节　临床试验方案规范指南

临床试验方案是开展临床试验设计、实施、分析和报告的基础。《临床试验方案规范指南》(*Standard Protocol Items: Recommendations for Interventional Trials 2013*, SPIRIT 2013)声明是用于规范临床试验方案撰写的清单。由于目前尚无专门用于 N-of-1 试验方案的撰写规范，研究者可以参考 SPIRIT 2013 声明撰写 N-of-1 试验的试验方案。

SPIRIT 2013 声明共包括 33 个条目，涉及试验管理信息、引言、方法、伦理与传播和附录 5 个部分（表 5-7）。

表 5-7　SPIRIT 2013 清单

条目	编号	描述
试验管理信息		
题目	1	题目应描述该研究的设计、人群、干预措施，如果适用，也要列出题目的缩写
试验注册	2a	试验的标识符和注册名称。如果尚未注册，写明将注册机构的名称
	2b	WHO 临床试验注册数据所包括的所有数据集
试验方案的版本	3	日期和版本的标识符
基金	4	基金的财政、物资和其他支持的来源和种类
角色和责任	5a	方案贡献者的名称、附属机构和角色
	5b	试验赞助者的名称和联系方式
	5c	如有试验资助者和赞助者，其在研究设计、收集、管理、分析及诠释资料、报告撰写、出版等环节的角色，以及谁拥有最终决策权
	5d	试验协调中心、指导委员会、终点判定委员会、数据管理团队和其他监督试验的个人或团队的组成、作用及各自的职责，如果适用
引言		
背景和理念	6a	描述研究问题，说明进行试验的理由，包括对相关研究（已发表的与未发表的）中每个干预措施的有效性及不良反应的总结
	6b	对照组选择的解释
目的	7	特定的目的或假设
试验设计	8	试验设计的描述，包括试验种类（如平行组、交叉、析因以及单一组），分配比例及研究框架（如优劣性、等效性、非劣势性、探索性）
方法		
受试者、干预措施、结局指标		
研究设置	9	研究设置的描述（如小区诊所、学术性医院）、资料收集的国家名单、如何获得研究地点的信息数据

续表

条目	编号	描述
合格标准	10	受试者的纳入、排除标准。如适用，行使干预措施的研究中心和个人的合格标准（如外科医生、心理治疗师）
干预措施	11a	每组的干预措施，有足够的细节可以重复，包括怎样及何时给予该干预措施
	11b	中止或者修改已分配给受试者干预措施的标准（如由于危害或受试者要求或病情的改善 / 恶化等而改变药物的剂量）
	11c	提高干预方案依从性的策略，及其他监督依从性的措施（如药物片剂的归还，实验室的检查等）
	11d	在试验期间允许或禁止使用的相关护理和干预措施
结局指标	12	主要、次要和其他结局指标，包括特定的测量变量（如收缩压），量化分析（如从基线开始的改变、最终值、至终点事件发生的时间等），整合数据的方式（如中位数、比例）及每个结局指标的时间点；强烈推荐解释所选有效或危害结局指标与临床的相关性
受试者时间表	13	招募、干预措施（包括预备期和洗脱期）、评估和访问受试者的时间表；强烈建议使用示意图
样本量	14	预计达到研究目标而需要的受试者数量以及计算方法，包括任何临床和统计假设
招募	15	为达到足够目标样本量而采取的招募受试者策略
干预措施的分配方法（针对对照试验）		
分配序列产生	16a	产生序列分配的方法（如计算机产生随机数字）及分层法中任何需考虑的因素。为了减少随机序列的可预测性，任何预设的限定细则（如区组法）应以附件的形式提供，而试验招募者或干预措施分配者均不应获得这些数据
分配隐藏机制	16b	用于执行分配序列的机制（如中央电话、按顺序编码、密封不透光的信封），描述干预措施分配之前的任何为隐藏序号所采取的步骤
分配实施	16c	谁产生分配序号，谁招募受试者，谁给受试者分配干预措施
盲法	17a	分配干预措施后对谁设盲（如受试者、医护提供者、结局评估者、数据分析者）以及如何实施盲法
	17b	如果实施了盲法，在怎样的情况下可以揭盲，以及在试验过程中揭示受试者已分配的干预措施的程序

续表

条目	编号	描述
数据收集、管理和分析方法		
数据收集方法	18a	评估和收集结局指标、基线和其他试验数据的方案，包括任何提高数据质量的相关措施（如重复测量法、数据评估者的培训），以及研究工具（如问卷、化验室检测）可靠性和准确性的描述。如数据收集表没有在研究方案中列出，应指明可以找到其内容的信息数据
	18b	提高受试者参与性和完成随访的方案，包括退出或更改治疗方案的受试者需收集的结局数据
数据管理	19	录入、编码、保密及储存的方案，包括任何用来提高数据质量的相关措施（如双重录入、资料值的范围检查）；如数据管理的具体程序没有在研究方案中列出，应指明可以找到其内容的信息数据
统计方法	20a	分析主要和次要结局指标的统计方法，如统计分析方案具体程序没有在研究方案中列出，应指明可以找到其内容的信息数据
	20b	任何附加分析的方法（如亚组分析和校正分析）
	20c	统计分析未依从研究方案的人群定义（如按照随机化分析）和其他统计方法用来处理丢失数据（如多重插补）
监控方法		
数据监控	21a	数据监控委员会的组成；简介其角色和汇报架构；表述其是否独立于赞助者和存在利益冲突；如具体的章程没有在研究方案中列出，应指明可以找到其内容的信息数据。反之，如不设数据监控委员会亦需解释其原因
	21b	描述中期分析（或者）和停止分析的指引，包括谁（可以）将取得这些中期分析的结果及中止试验的最终决定权
危害	22	有关干预措施或试验实施过程中出现任何不良事件和其他非预期反应的收集、评估、报告和处理方案
审核	23	审核试验实施的频率和措施，以及这种审核是否会独立于研究者和赞助者
伦理与传播		
研究伦理的批准	24	寻求研究伦理委员会 / 机构审查委员会（REC/IRBs）批准的计划

续表

条目	编号	描述
研究方案的修改	25	向相关人员（如研究者，REC/IRBs，试验受试者、试验注册机构、期刊、协调者）沟通重要研究方案修改（如纳入标准，结局指标，数据分析等）的计划
知情同意	26a	谁将从潜在的受试者或监护人获得知情同意以及如何取得（参见第32项）
	26b	如需收集和使用受试者的数据和生物标本作其他附属研究，应加入额外同意条文
保密	27	为了保密，在试验前、进行中及完成后如何收集、分享和保留潜在和已纳入的受试者的个人资料
利益申报	28	整个试验的主要负责人和各个研究点的主要负责人存在的财政和其他利益冲突
数据获取	29	谁可以取得试验最终数据库的说明；以及限制研究者取得试验最终资料的合同协议的披露
附属及试验后的护理	30	如果有的话，附属及试验后的护理，以及对于参与试验而引起危害而赔偿的相应条款
传播政策	31a	试验者及赞助者将试验结果向受试者、医疗专业人员、公众和其他相关团体传递的计划（如通过发表、在结果数据库中报道或者其他数据分享的安排），包括任何发表限制
	31b	合格的著作权指引及（使用任何专业作者的描述）会否使用专业撰写人员
	31c	如果适用，确保公众取得整个研究方案、及受试者层面的数据集和统计编码的计划
附录		
知情同意材料	32	提供给受试者和监护人的同意书模板和其他相关文件
生物学标本	33	如临床试验或未来的附属试验需采集生物学标本进行基因或分子测试，其收集、实验室分析和储存的方案

第五节　单病例随机对照试验的注册

临床试验的透明化要求，在临床试验开始前进行注册、实时管理试验数据并在试验结束后标准化报告和发表试验结果。作为临床试验的一种类型，在开展 N-of-1 试验之前，研究者应当在临床试验注册平台进行注册。常用的临床试验注册平台包括中国临床试验注册中心和 ClinicalTrials.gov。下文将对这两个注册平台进行简单介绍。

一、中国临床试验注册中心简介

中国临床试验注册中心（Chinese Clinical Trial Registry，ChiCTR）是世界卫生组织国际临床试验注册平台一级注册机构。ChiCTR 的网址是 http://www.chictr.org.cn/index.aspx。目前，已经有 17 700 多项研究在 ChiCTR 上进行注册。ChiCTR 既收集预注册的研究，也收集补注册的研究。ChiCTR 收集的研究类型多样，包括治疗性研究、预防性研究、诊断试验、病因学研究、预后研究等。

图 5-1 是中国临床试验注册中心的网址首页。ChiCTR 具有多种检索功能。可以在检索试验窗口，输入注册题目、正式科学名、研究课题代号等进行筛选，也可以按照国家、省（市）、疾病代码、实施单位、主办单位、经费或物资来源、征募研究对象情况、注册状态、干预措施、伦理委员会、研究类型进行分类检索。

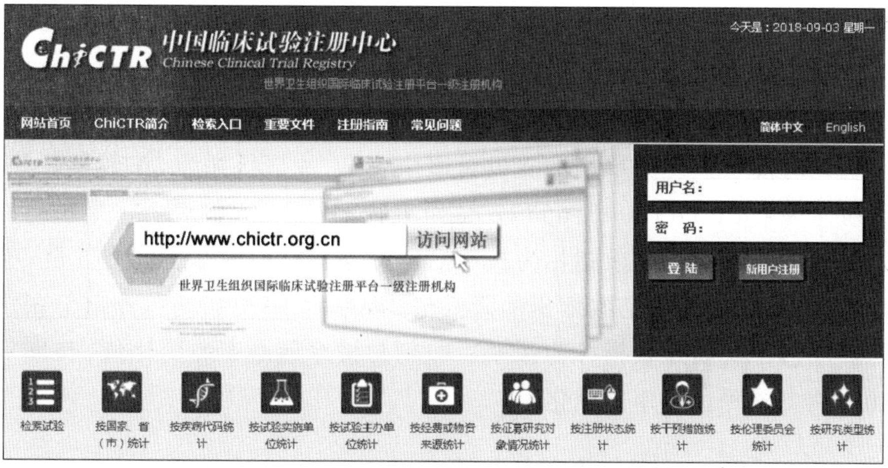

图 5-1　中国临床试验注册中心网址首页

以“单病例”为注册题目内容进行检索。结果显示，有两个 N-of-1 试验在 ChiCTR 进行注册（图 5-2）。

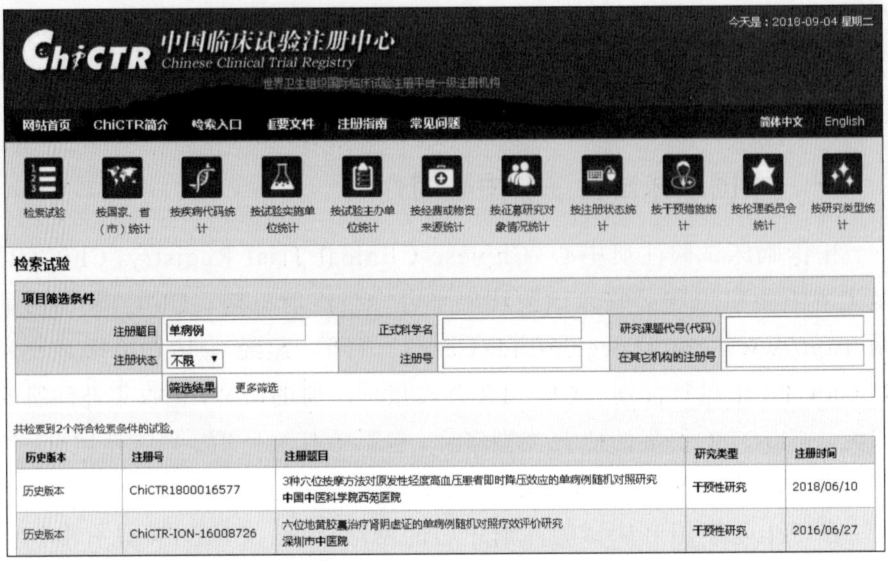

图 5-2 以“单病例”作为注册题目进行检索的结果

第一个 N-of-1 试验题目为“六味地黄胶囊治疗肾阴虚证的单病例随机对照疗效评价研究”。注册日期为 2016 年 6 月。注册号为 ChiCTR-ION-16008726。该研究计划纳入 30 例患者。试验组干预措施为六味地黄胶囊。对照组干预措施为模拟剂。主要疗效指标为中医证候评分。次要疗效指标为 SF-36。

第二个 N-of-1 试验题目为“3 种穴位按摩方法对原发性轻度高血压患者即时降压效应的单病例随机对照研究”。注册日期为 2018 年 6 月。注册号为 ChiCTR1800016577。该研究计划纳入 15 例患者。干预措施为穴位按摩。主要疗效指标为按摩后即刻与按摩前收缩压的降低值、按摩后 10 分钟与按摩前收缩压的降低值、按摩后 10 分钟与按摩前舒张压的降低值。次要疗效指标为按摩后即刻与按摩前心率的变化值、按摩后 10 分钟与按摩前心率的变化值。

二、ClinicalTrials.gov 简介

ClinicalTrials.gov 是用于世界范围内临床试验注册的平台，也是世界卫生组织国际临床试验注册平台的一级注册机构。ClinicalTrials.gov 的网址是 https://www.clinicaltrials.gov/。目前，已经有将近 30 万个研

究在 ClinicalTrials.gov 上进行注册。ClinicalTrials.gov 收录试验性研究、观察性研究等。

图 5-3 是 ClinicalTrials.gov 的网址首页。ClinicalTrials.gov 具有多种检索功能。可以在“find a study”窗口，输入疾病、其他术语、国家等进行筛选。也可使用高级检索功能进行检索。

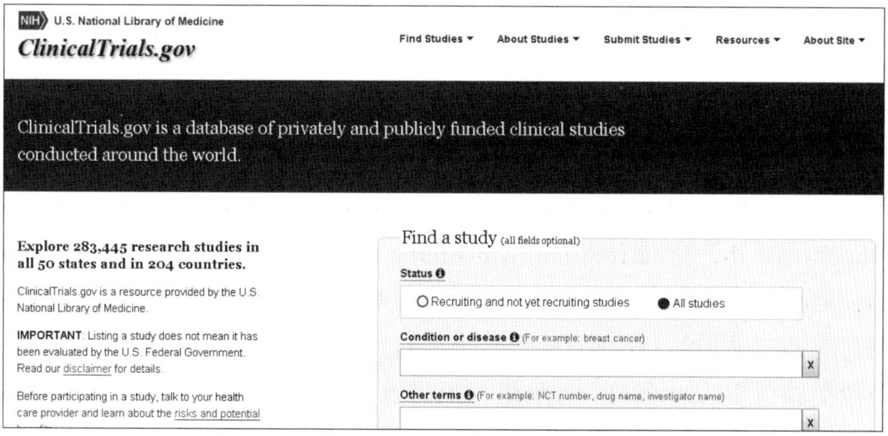

图 5-3 ClinicalTrials.gov 的网址首页

在“other terms”栏输入“N-of-1”进行检索。结果显示，有 41 个 N-of-1 试验在 ClinicalTrials.gov 上进行注册(图 5-4)。

Terms and Synonyms Searched:

Terms	Search Results*	Entire Database**
n-of-1	41 studies	41 studies

图 5-4 ClinicalTrials.gov 上注册的 N-of-1 trials 数量

在“other terms”栏输入“N-of-1”、country 栏输入“China”进行检索。结果显示，有 2 个国内 N-of-1 试验在 ClinicalTrials.gov 上进行注册(图 5-5)。

第一个 N-of-1 试验的题目是“Evaluating the Effects of Traditional Chinese Medicine by N-of-1 Trials”。注册号为 NCT03147443。该研究计划纳入 38 例稳定型支气管扩张患者，随机、双盲、交叉设计，3 个配对治疗期，治疗期为 4 周。试验组干预措施为根据症状不同给予的中药汤

Row	Saved	Status	Study Title	Conditions	Interventions	Locations
1	☐	Recruiting	Evaluating the Effects of Traditional Chinese Medicine by N-of-1 Trials	• Bronchiectasis • Quality of Life • Traditional Chinese Medicine • (and 3 more...)	• Drug: Individualized Decoction • Drug: placebo • Drug: Tested drug minus heat-clearing herbs	• Yueyang Hospital of Integrated Traditional Chinese and Western Medicine,Shanghai University of Traditional Chinese Medicine Shanghai, Shanghai, **China**
2	☐	Recruiting	Comparing Ginkgo Biloba Pills and Placebo in the Treatment of Coronary Heart Disease With Impaired Glucose Regulation	• Randomized Controlled Trial • Ginkgo Biloba Extract	• Drug: Ginkgo biloba pills • Drug: placebo pills	• Xiyuan Hospital Beijing, Beijing, **China**

图 5-5 ClinicalTrials.gov 上注册的、来自中国的 N-of-1 trials 数量

剂，对照组干预措施为安慰剂。主要疗效指标是患者自报告的症状得分。次要疗效指标是 24 小时痰量。

第二个 N-of-1 试验的题目是“Comparing Ginkgo Biloba Pills and Placebo in the Treatment of Coronary Heart Disease With Impaired Glucose Regulation”。注册号是 NCT03483779。该研究计划纳入 12 例葡萄糖调节受损的冠心病患者，3 个配对治疗期，治疗期为 8 周。试验组干预措施为银杏叶滴丸，对照组干预措施为安慰剂。主要疗效指标是空腹血糖、餐后 2 小时血糖和西雅图心绞痛量表。次要疗效指标是心绞痛症状、C 反应蛋白。

第六章

单病例随机对照试验的应用实践

第一节　单病例随机对照试验应用的疾病领域

N-of-1 试验自 20 世纪 80 年代 Gordon Guyatt 教授提出并在临床应用以来，在北美国家尤其是加拿大迅速地得到了重视和应用，1989 年起广泛地应用于临床疾病的诊治研究中，在哮喘、慢性阻塞性肺疾病、慢性咳嗽、肌肉痉挛疼痛、慢性肾病、红斑狼疮和骨关节炎等疾病方面都进行了研究。政府主管部门也对 N-of-1 试验的研究给予高度重视，投入资金支持 N-of-1 试验的研究和应用。

不仅如此，N-of-1 试验作为一项评估方式，在社区医院和家庭医疗模式中亦有广阔的应用前景，为慢性病患者选择最优的治疗方案，以达到优化初级卫生保健指南规划的目的。美国国立卫生研究院（National Institutes of Health，NIH）、美国疾病控制与预防中心（Centers for Disease Control and Prevention，CDC）和美国卫生保健研究与质量管理局（The Agency for Healthcare Research and Quality，AHRQ）有专门的基金资助 N-of-1 试验相关的研究；澳大利亚药物福利计划（Pharmaceutical Benefits Scheme，PBS）大力支持成立专门的研究机构，以“N-of-1 trial service”为研究内容，将该试验列为个体化诊疗的主要研究方法。计划 2020 年之前，在家庭模式的医疗护理和农村医疗体系中，构建 N-of-1 试验的临床研究和服务平台，加强对个体化诊疗模式的优化。

有研究对 2014 年之前发表的 N-of-1 试验进行了系统的检索与分析，国内外共有 112 项已开展的 N-of-1 试验，研究药物干预措施的试验有 98

个，行为干预措施的研究 12 个，另有 2 个诊断试验。这些试验所涉及的疾病领域包括有循环系统、骨骼肌肉系统、神经系统、心理行为疾病、消化系统、呼吸系统、内分泌系统及免疫系统，其中以对神经精神类疾病和骨骼肌肉系统疾病的研究最多。有 24 项研究是针对慢性疼痛开展的，10 个针对注意缺陷多动综合征和骨关节炎的试验（图 6-1）。

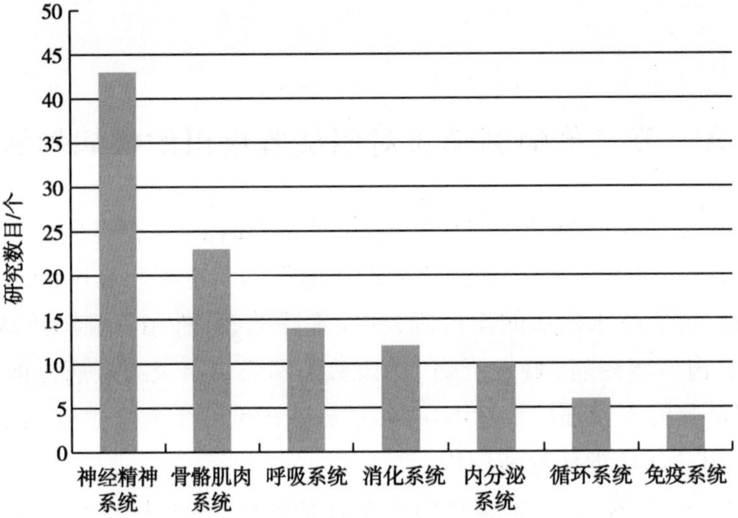

图 6-1 单病例随机对照试验的疾病领域

在 112 项研究中，加拿大开展的研究最多，共有 33 项；我国共开展 6 项 N-of-1 试验，且 6 个研究均是针对中医药干预措施疗效的研究，包括神经和循环系统的试验各 2 个，泌尿和内分泌系统的试验各 1 个；以中药复方为干预措施的研究 4 个，针灸相关研究 2 个。

自 1986 年 Gordon Guyatt 教授团队对一名过敏性哮喘患者开展第一例 N-of-1 试验以来，作为个体化最佳治疗方案评价的试验，N-of-1 试验一直处于稳步增长的趋势，试验的数量和方法学及报告质量亦不断提高。目前的 N-of-1 试验多为对慢性疾病的药物干预的个体化研究，主要集中在对神经精神系统、骨骼肌肉系统、呼吸系统及循环系统疾病的研究方面。北美地区是 N-of-1 试验的起源地，发展迅速，不仅体现在相关研究人员及其所在单位对其关注，同时主管卫生领域的政府部门与大型医疗、制药企业等都对N-of-1试验给予了高度的重视。

我国的N-of-1试验起步较晚，但近几年在中医药领域有了长足的发展，这与N-of-1试验的个体化理念和中医药“辨证论治”“以人为本”的核心思想的一致性密切相关。

N-of-1试验是继传统的平行组随机对照试验之后，又一能产生科学研究证据的试验模式，且能够为个体患者选择最佳的治疗方案，在神经精神系统、骨骼肌肉系统等疾病领域发展迅速，且其在我国中医药领域的研究也占据了愈发必要和显著的地位，把握中医药N-of-1试验的发展，以更好地促进我国中医药现代化高效地进行。

第二节　单病例随机对照试验的应用举例

一、单病例随机对照试验在心血管领域的应用

心血管疾病具有病程迁延、易反复、需长期服药控制的特点，因而是较早开展N-of-1试验的疾病类型。N-of-1试验在心血管疾病领域的应用主要集中在对药物干预血压疗效的评价。1995年，Siegelova J应用N-of-1试验的设计研究口服阿司匹林对健康女性血压及心率的影响。Samuel等对42例原发性高血压的儿童进行系列N-of-1试验的观察，通过每轮试验对诊室血压及动态血压监测的比较，表明两者之间存在一定的差异性，提示在原发性高血压患者的管理决策中，应加强对患者在门诊的监控，避免导致对高血压患者的错误分类。Estrada等对1名61岁的男性高血压患者进行了包含3次随机双盲交叉的N-of-1试验以评价大蒜对其血压控制的效果，认为大蒜具有一定的降压疗效，并建议患者坚持服用大蒜以控制血压。Chatellier等尝试了N-of-1试验来讨论其是否可以应用于个体高血压患者的药物选择研究，通过包含2次单盲交叉的依那普利与安慰剂对照的N-of-1试验来评估自我监测血压的受试者个体对降压治疗的反应，认为该试验方法存在潜在优点和局限性。王辉等为评价牛黄降压胶囊治疗轻、中度原发性高血压的剂量效应关系及探索N-of-1试验在中医药领域的适用性，对11名轻、中度高血压病患者进行了3轮双盲随机交叉试验，得出牛黄降压胶囊高剂量适用于治

疗轻、中度高血压病及 N-of-1 试验可适度用于中医药临床疗效评价的结论。

二、单病例随机对照试验在神经科学领域的应用

Zwaigenbaum 等对 2 名威廉综合征伴发注意缺陷多动障碍患儿进行 N-of-1 试验以评估哌甲酯改善这 2 名患儿行为的有效性，发现哌甲酯对这 2 名患儿行为的改善效果并不优于安慰剂。Haas 等对 39 名慢性紧张性头痛、偏头痛患者进行了包含 2 次随机双盲交叉的 N-of-1 试验以评估右旋安非他命的预防性治疗疗效，得出右旋安非他命对一些患者的慢性紧张性头痛、偏头痛存在预防治疗作用的结论。Ferreira 等评估了意式咖啡对 4 名伴有嗜睡症状的成年帕金森患者的嗜睡症状的改善情况，通过 3 次随机双盲交叉的 N-of-1 试验，认为意式咖啡可能有助于改善部分患者白日嗜睡症状。浙江中医药大学对 4 例高血压脑出血术后患者开展中医药个体化治疗的 N-of-1 试验，每个病例研究分为 3 轮，每轮分为治疗期和对照期，每期为 4 周，每轮治疗以计算机随机数字法简单随机分组，治疗期应用中医辨证治疗和常规治疗，对照期采用常规治疗和中药安慰剂；观察患者治疗后的主要症状积分、血清 IL-6 水平、血肿周围脑水肿或脑梗死的程度、神经功能缺损的程度；结果显示 4 例患者的中医症状积分每轮均有不同程度的改善，血清 IL-6 水平、周围脑水肿或脑梗死的程度及神经功能缺损程度评分均有一定程度的下降，治疗期下降程度优于对照期。

三、单病例随机对照试验在行为心理科学领域的应用

Catherine 等使用单病例随机对照试验 A-B-A 设计方法评估了心理干预对三名确诊焦虑或抑郁的小学生的焦虑抑郁情绪的影响。Nyman 等设计了为期 62 天的 2×2 析因设计 N-of-1 试验，通过对 8 名 60～87 岁成年人的步行测量试验展示了 N-of-1 试验用于推进对行为改变的科学探究以及在实践中增加老年人身体活动的作用。Sniehotta 等应用 2×2 析因设计的 N-of-1 试验对 10 名正常以及超重的成年人进行了健康行走能力的检测，结果显示基于自我调节理论的行为监测显著增加了行走能力，为单病例随机试验用于测试个体参与者行为干预提供了示例。

四、单病例随机对照试验在肿瘤领域的应用

Bruera 为一名 53 岁的女性患者设计了 6 次随机双盲交叉试验，以比较吸氧对于晚期卵巢癌引起的呼吸衰竭的症状改善情况，并探索 N-of-1 试验在评估个体患者对氧气反应的可行性。一项 12 例的随机、多重交叉、双盲、安慰剂对照的系列 N-of-1 试验评估了昂丹司琼联合甲苄咪嗪与单用昂丹司琼对接受化疗的癌症患儿止吐的疗效，结果显示甲苄咪嗪很有可能是昂丹司琼治疗化疗后呕吐的有效辅助手段。Ennis 等研究左旋多巴联合甲基多巴对脑肿瘤切除后运动功能的恢复作用，通过与安慰剂对照的 N-of-1 试验，认为左旋多巴联合甲基多巴可能对脑肿瘤切除后的运动功能恢复有益。

第七章 单病例随机对照试验在中医药领域中的应用

大样本的平行组随机对照试验（randomized controlled trials，RCTs）是评价干预措施疗效及安全性的“金标准”，其采取分组对照的随机方法，得出的是特定群体的平均疗效效应。中医药以“辨证论治”为核心思路，医生根据自己的临床经验和患者个体的具体情况辨证施治，使得对每个患者的疗效评价标准和相对应的治疗方法各不相同。因而，以人群的平均效应应用到独特的个体患者身上，这种临床诊疗的过程和结果不可避免地会受选择性偏倚和测量性偏倚的影响，同时这种临床试验的规模，既耗人力和财力，又耗费医师和患者的宝贵时间，如果没有充足的资金、时间和患者资源的支持，试验是无法启动和顺利进展的。因此，亟需建立符合中医药诊疗核心理念的、规范的临床试验模式来为中医药生产高质量的临床证据，提高中医药临床成果在国际临床研究与应用中的认可度。

在我国，N-of-1 试验的概念最早于 1994 年出现在中文医学期刊的相关文献报道中，2002 年北京中医药大学刘建平教授提出了 N-of-1 试验的方法过程与中医药“个体化诊疗”的辨证理念相契合的想法。2003 年、2005 年和 2008 年，北京中医药大学、广州中医药大学的流行病研究所和中医药研究人员也对 N-of-1 试验的相关概念进行了报道，并发表了相关文章。虽然这些中医药院校为中医药临床研究进行着有益的方法探索，但是仍然处在起步阶段。

2010 年，商洪才研究员率领的团队将 N-of-1 试验设计真正应用于中医药临床研究。试验纳入了 11 例轻、中度的中医辨证为肝火亢盛型的高血压病患者，进行了双盲、随机、多次交叉的 N-of-1 试验，两个治疗期分别以牛黄降压胶囊高剂量和牛黄降压胶囊低剂量为干预措施，试验分为 3

轮，每轮 2 期，每期 4 周，结果共有 9 例患者高质量地完成了研究，2 例因个人原因退出，数据分析结果表明牛黄降压胶囊高剂量组比低剂量组降压幅度更明显，尤其体现在对收缩压的降低作用中。对患者进行详细访视及定性分析与评价过程显示针对单个患者进行研究的 N-of-1 试验设计能够有效地应用于中医药临床疗效的评价。

中国中医科学院西苑医院开展 N-of-1 试验以评价十味益元颗粒治疗恶性肿瘤化疗后骨髓抑制的疗效，试验通过图示法对每一位受试者 2 轮干预后的疗效进行了分析，并采用荟萃分析的方法合并了各受试者的数据，结果显示十味益元颗粒能够有效地提升骨髓抑制患者的血小板数量。

四川大学华西医院开展了以针刺为干预措施的 N-of-1 试验，试验对 9 例脊髓损伤后下肢痉挛患者进行重手法、轻手法针刺下肢及物理治疗的交叉对照研究，每例受试者均接受了 3 轮共 29 周的治疗，结果显示针刺痉挛肢体穴位是一种安全的改善痉挛症状的治疗方法，但重手法针刺不能够改善患者的每日痉挛频率。

中国中医科学院西苑医院通过 N-of-1 试验对慢性肾脏病（CKD）Ⅲ期的中医个体化治疗进行研究，研究共纳入 3 例符合 CKD 分期标准的患者，每个病例共进行 3 轮试验，每轮分为中医辨证治疗和常规基础治疗两期，每期为 4 周。每一轮以计算机随机数字法进行干预期的随机分配。每一位受试者个人的临床症状均得到改善，且中医辨证治疗能够有效降低血肌酐、提高肌酐清除率。对 3 例患者的治疗数据进行合并分析，显示中医辨证治疗对血肌酐及肌酐清除率的改善优于单纯的常规基础治疗。研究者认为 N-of-1 试验的研究方法能体现中医辨证论治的个体化优势，该设计方案应用于中医药临床研究切实可行，且通过数据的合并分析能够在一定程度上得出普适性的研究推论。

浙江中医药大学对 4 例高血压脑出血术后患者开展中医药个体化治疗的 N-of-1 试验，试验共分为 3 轮，随机分配的治疗期应用中医辨证治疗和常规治疗，对照期采用常规治疗和中药安慰剂。结果显示中医辨证治疗能够改善患者主观临床症状，且降低了患者术后周围脑水肿或脑梗死的程度。

成都中医药大学应用 N-of-1 试验的方法评价芪明颗粒治疗糖尿病视

网膜病变的疗效，试验共进行了2轮自身交叉、安慰剂对照治疗，每个治疗期结束对受试者进行视力、眼底、中医证候疗效的评价。试验结果显示芪明颗粒治疗糖尿病视网膜病变具有一定的疗效，但其对患者眼底病变的改善及视力的提高并不明显，认为可能与试验干预期较短有关，但N-of-1试验适用于糖尿病视网膜病变的研究，因其能够集中观察患者眼底病变的情况及有益于患者选择适合自身的治疗方案。

上海中医药大学应用单病例随机对照的试验设计对中药复方治疗支气管扩张症开展了系列研究，试验首先对1例支扩患者进行交叉干预的初始研究，在确定了适宜的干预期与洗脱期之后，继续纳入3例稳定性支气管扩张症患者观察中医辨证治疗与固定方药的疗效差异。患者对临床症状的改善进行自我评分并记录痰量的变化，同时对用药偏好进行评价。中药辨证治疗与固定方药均能够改善症状并减少患者的咳痰量。值得注意的是，参与试验的患者选择其偏好的治疗，在试验结束揭盲后能够为患者按照其更认可的方案继续进行治疗，真正地体现了N-of-1试验个体化的理念。研究团队认为，N-of-1试验符合中医临床实践的个性化诊疗特点，患者具有更好的依从性，能够进一步有效地提高临床疗效。

深圳市中医院开展了六味地黄胶囊治疗肝肾阴虚证疗效评价的单病例随机对照双盲试验，其出发点与之前针对疾病的研究不同，而是着眼于“证候”，是对证候疗效评价的有益探索。通过预试验确定六味地黄胶囊的观察期与洗脱期，共纳入24例受试者参与试验，每个受试者进行2轮试验，以患者最关心的临床症状作为疗效评价指标。试验中有19例受试者完成了试验，5例受试者符合有效标准，10例受试者符合可能有效标准，4例受试者为无效。该试验同时采用t检验、重复性测量方差分析以及荟萃分析进行统计分析，加强了试验结果的可靠性及有助于试验结论的外推，3种统计分析方法的结果一致证实六味地黄胶囊能够有效改善患者肝肾阴虚证的临床症状。该试验的开展显示N-of-1试验可应用于证候类中药的疗效评价，该方法可进一步在中医药临床研究领域推广以提高相关证候类研究的证据质量。

N-of-1试验为中医药和循证医学研究模式的结合提供了一个非常好的桥梁，它的发展兴起也能够为中医药临床疗效研究的方法开启新的广阔天地，将临床试验中方法的科学性、数据的可靠性及伦理道德等与中医药诊疗观念有机地结合起来。合理科学地阐明中医药的疗效，使其能够更加符合循证医学模式的要求，也使中医药能够产出高质量的证据，得到科学的评价，从而切实推动中医药被国际临床实践领域所认可，进而达到中医现代化和国际化。

第八章 单病例随机对照试验的系统评价/荟萃分析

N-of-1 试验是对一名受试者在不同时间给予不同治疗措施并进行观察的前瞻性研究。试验通常采用随机、个体重复、盲法的设计，N-of-1 试验与 RCT 的平均治疗效果不同，它是对患病个体疗效的评估，因此被认为对个体化用药有潜在的帮助。

N-of-1 试验的研究对象可以是单个个体，也可以由多个体组成，即系列 N-of-1 试验，多个研究对象的设计同样进行个体内部不同治疗方法的评估和比较。评估同类型患者的个人数据，并将其进行综合统计，可以用于个体化治疗方案的评价和选择。同样地，不同群体患者的 N-of-1 试验的相关数据可以通过系统评价和荟萃分析进行合并。

系统评价为指向一个共同临床问题的不同试验提供了一致的评价方法，是循证医学的一个重要组成部分。荟萃分析是对系列研究进行数据的定量分析，被认为是系统评价的其中一种类型。

本章将以开展单病例随机对照试验系统评价的流程为主进行阐述。

系统评价是对多个临床试验结果的整合分析，所以，无论一个 N-of-1 试验的系统评价或荟萃分析进行得再好，如果被纳入的 N-of-1 试验的质量低下，仍将会导致最后结论没有任何临床意义甚至具有误导性。在 Cochrane 协作网，对于临床试验的系统评价有非常详细的指导，Cochrane 系统评价手册提供了系统评价的详细步骤，包括如何定义所论述的相关问题，纳入研究标准，文献检索，数据整理，评估所纳入研究的风险偏倚等（图 8-1）。

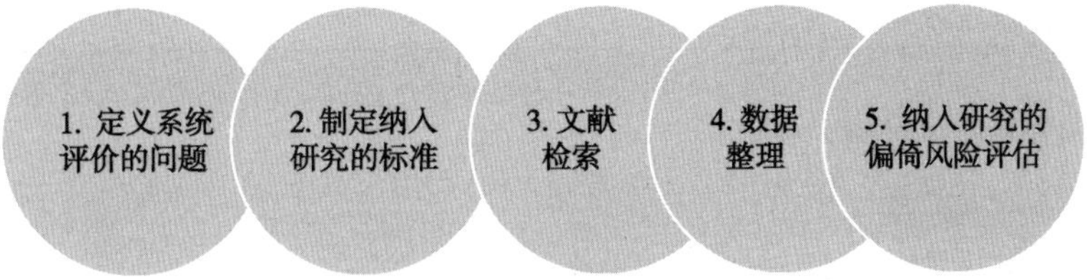

图 8-1　系统评价的步骤

一、定义系统评价的问题

如同临床试验的选题一样，系统评价所论述的问题一定要清楚、详细，且需要保证有足够数量的原始研究能够纳入。在选择系统评价的问题时，可以参考 Zucker 等的提议，就研究内容而言，N-of-1 试验最适用于以下情况：

1. 慢性稳定性疾病；
2. 干预措施主要针对于临床症状，而非彻底治愈疾病；
3. 干预措施易于控制，避免出现遗留和维持效应。

二、制定研究的纳入标准

由于 N-of-1 试验是针对单个患者而设计的试验，故纳入标准在某种程度上应针对该患者的临床问题。制定研究的纳入标准主要考虑以下几个因素：

1. 所纳入的原始研究必须与所论述的问题相关
2. 所纳入的原始研究为高质量文献
3. 所纳入的原始研究文献必须包含进行系统评价所必需的信息

其中，在对 N-of-1 试验进行质量评价时，需要考虑 5 个关键的因素：①为什么选择 N-of-1 试验；②试验的设计是否合理；③试验的实施过程是否科学、严谨；④试验的数据分析是否正确；⑤是否准确地报告了试验的结果。详细条目见表 8-1。

表 8-1　N-of-1 试验质量评价清单

5 个关键因素	
1. 为什么选择 N-of-1 试验？	
试验的目的是什么？	√
为什么选择 N-of-1 的试验设计？	√

续表

5个关键因素	
2. 试验设计是否合理?	
试验设计是否符合N-of-1试验的要求?	√
试验设计中是否存在其他潜在的偏倚或混杂因素?	√
3. 试验的实施过程是否科学、严谨?	
试验是否根据既定的设计而实施?	√
试验实施时出现了哪些潜在的偏倚和混杂因素?是如何处理的?	√
4. 试验的数据分析是否正确?	
是否采用了适当的统计方法进行数据分析?	√
统计分析中是否存在潜在的偏倚和混杂因素?	√
是否进行了全面、合理的统计分析?	√
5. 是否准确地报告了试验的结果?	
是否充分地报告了统计分析的结果?	√
试验的结论是否与试验设计、实施及数据分析相一致?	√

(一)为什么选择N-of-1试验?

1. 试验的目的是什么? 临床试验常用于比较某种特定干预措施的有效性及安全性,而以RCT为代表的大多数试验所观察的都是一组接受治疗的个体的平均疗效。N-of-1试验观察的是单个个体的治疗效果,更加有利于个体化的临床决策。

明确试验的背景和目的非常重要,所开展的试验是否解决的是目前临床上并未明确的问题,或是现有研究证据不足以解决某一特定临床问题?需要在试验中评估的干预措施是否已经具有明确的临床适应证?抑或通过试验以证实其临床实用性。除此之外,与研究相关参与者的沟通和了解亦很重要,Kravitz认为患者和临床医生之间的密切合作是N-of-1试验成功的重要因素。

2. 为什么选择N-of-1的试验设计? 每一项试验的设计都有其理由,N-of-1的试验设计适用于以下6种临床问题的研究:①某种疾病的个体疗效差异较大,为了解适宜某一特定患者的干预措施时;②通过现有的临床证据很难预测不同患者治疗效果的差异,预计会存在很大差异时;③慢性、稳定性或进展缓慢的疾病,或是症状明显的、或存在便于判断的有效的生物标志物；④某种罕见病，目前几乎没有相关的临床证据；⑤干预措施起效较快，且具有较短的洗脱期；⑥干预措施相对简单。

（二）试验设计是否合理？

1. 试验设计是否符合 N-of-1 试验的要求？　N-of-1 试验的设计需要考虑到随机化、重复性、区组化、结局指标的选择、结局指标的类型（连续型数据变量、分类数据变量或计数数据变量）等问题，其次还会受到交叉设计、时间相关混杂因素、洗脱期、结局指标测量的时间点以及可能提前结束的治疗期等因素的影响。一个设计良好的 N-of-1 试验应当具备 5 个基本要素，分别是平衡的序列分配、重复性、治疗期与洗脱期、盲法、结局指标的系统测量。

平衡序列分配的目的是确保个体的治疗效果不会受到时间混杂因素的影响，可以通过治疗期的随机化实现，随机化能够保证个体在试验中接受干预措施时间的均衡化。平衡序列多采用 ABBA 或 BAAB 的形式，使得相关治疗措施不总是以相同的序列（ABAB）或时间顺序（AABB）出现。

重复性是指对同一干预措施进行重复以确保疗效，且不被其他混杂因素所影响。混杂因素主要归因于个体，比如饮食的随机变化、环境的变化、天气的变化等。试验中对结局指标的测量存在随机差异，结局指标的测量次数取决于治疗期的次数、治疗期的持续时间以及每一个治疗期的测量频率。重复的测量能够确保不同治疗期的数据差异可被纳入统计分析。

区组化是个体重复的一种形式，系统地分配治疗以避免出现时间相关的随机差异。每区组间的干预措施是随机平衡的，同时也减少了试验早期的不良反应后果。

洗脱期是个体在接受随机干预措施之前的空白运行期，以监测患者的基线数据。洗脱期能够有效地分隔个体的有效治疗期，减轻连续治疗的效果。

盲法即临床医生、研究对象（患者、参与者）和/或试验评估者（测量者）对试验的随机分配序列并不了解，旨在避免潜在的意识或无意识的实施偏倚。虽然盲法在部分试验中是不可行的，但不采用盲法的研究应该详细说明未使用的理由，并说明如何在统计分析中减低潜在的偏倚。

结局指标的测量需解决的关键问题是确定要测量哪些指标以及如何测量。结局指标应该是临床上认可的指标，且N-of-1试验结局指标的选择通常是患者个人和临床医生共同认为重要的结局，这样能够有效地在试验中评估个体化干预措施，且保证了待评估干预措施的可接受性、可靠性及有效性。有学者给出了N-of-1试验的设计清单以辅助研究者设计试验（表8-2）。

表8-2　N-of-1试验的设计清单

指南	细目
应用随机化、均衡化及区组化实现干预措施的平衡分配	设计应避免或降低所有潜在的混杂因素，如时间顺序的影响
	充分考虑随机化和均衡化的利弊以适当选择；若相关混杂因素已有明确信息，如线性时间顺序，均衡化是更好的选择；而随机化适合处理未知的混杂因素
	区组化有助于避免与时间顺序相关的潜在混杂因素，尤其是试验提前终止时
盲法（如果可行）	在可行的条件下，对患者和临床医生都应实施盲法，在N-of-1试验中非常重要，尤其当报告主观的结局指标时，盲法能够显著避免干预措施的安慰剂效应
	某些安慰剂效应在试验结束后对患者的影响持续存在，应被认为是疗效的一部分，而非混杂因素
采取合理措施处理由于交叉效应或起效缓慢而产生的潜在偏倚	洗脱期通常用于避免交叉效应；避免干预措施间的不良相互作用
	需要注意的是，缺乏积极治疗的洗脱期可能会涉及伦理问题，降低受试者的依从性
	洗脱期不能解决干预措施起效缓慢的问题，可能会延长不同干预措施的过渡时间
	对干预措施的重复性评估，能够通过合理的统计分析解决交叉效应与起效缓慢产生的偏倚
治疗期的重复性评估	重复性评估能够增加疗效评价的精确度，有利于分析和处理交叉效应和起效缓慢的偏倚
	需要注意的是，评估的次数需充分考虑评估的成本和受试者的负担
适应性试验设计和试验终止原则	有助于提高试验效率，减少干预措施对患者产生的不良影响

2．试验设计中是否存在其他潜在的偏倚或混杂因素？　除了N-of-1试验中一些公认的潜在偏倚和混杂因素之外，仍需充分考虑试验中可能出现的潜在的其他偏倚和混杂因素，这些问题均有可能影响系统评价和

荟萃分析的结果。

（三）试验的实施过程是否科学、严谨？

1. 试验是否根据既定的设计而实施？　典型的 N-of-1 试验是建立在试验的利益相关者（患者与临床医生）的个体化设计基础上的。因此，利益相关者可以根据双方均感兴趣的研究点去设计和实施试验，然而，试验的设计和实施总是存在差异，故在试验进行中应注意对差异的记录和分析。在 N-of-1 试验中，对试验数据的收集和管理是至关重要的。

2. 试验实施时出现了哪些潜在的偏倚和混杂因素？是如何处理的？　在试验实施过程中，一些意外事件可能产生潜在的偏倚和混杂因素，包括试验的意外终止、非随机的数据缺失、患者临床特征的意外变化以及其他外部因素对试验的影响。需要仔细评估其对试验结果的潜在影响，若影响很大则应对试验作适应性调整或终止试验。

（四）试验的数据分析是否正确？

1. 是否采用了适当的统计方法进行数据分析？　目前发表的多数 N-of-1 试验采用图形分析、统计或临床意义描述等方法对不同干预措施疗效进行比较。图形分析和统计描述有助于数据的初步分析，对设计简单及结果清晰的试验可直接作出结论。图 8-2 给出了 N-of-1 试验的数据分析和统计方法。

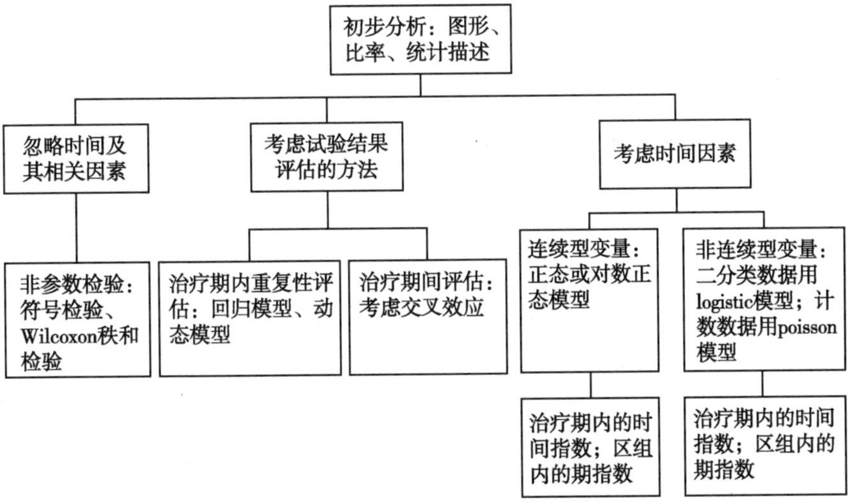

图 8-2　N-of-1 试验数据统计分析

2. 统计分析中是否存在潜在的偏倚和混杂因素？　如图 8-2 所示，许多 N-of-1 试验的数据分析中忽略了时间效应及相关的测量方法。建立时间序列方法（自回归模型、动态模型）可用来解释治疗期测量值的相关性以及各治疗期间的后遗效应。

3. 是否进行了全面、合理的统计分析？　与标准频率模型相比，贝叶斯模型能够更好地描述 N-of-1 试验的复杂性。贝叶斯模型的模块化包含了关于治疗差异或测量误差和偏倚的先验信息，能够便于不同来源和类型的信息合并处理。贝叶斯分析产生的后验概率比标准频率模型统计值更易于解释试验的结果，因而得到更有价值的结论。后验概率使得试验的参与者们能够获得广泛的试验评估、对照和概率信息，及其不确定性。贝叶斯分析可以得到合并效果值或多个不同结局的效应值。

贝叶斯模型能够用于单个 N-of-1 试验及系列 N-of-1 试验的数据统计分析。

（五）是否准确地报告了试验的结果？

1. 是否充分地报告了统计分析的结果？　试验统计结果的不完整报告是许多研究都存在的共同问题，其原因可能是作者对结果报告的忽视，期刊、相关机构对报告字数的要求，系统报告规范的缺乏以及报告结果的不同目的等。Gabler 等所做的系统评价包含 2 154 人参与的 108 项试验，其中大多数研究提供了与治疗有关的定量信息（百分比），仅 45% 的试验完整报告了对干预措施疗效进行评估的统计信息。

2. 试验的结论是否与试验设计、实施及数据分析相一致？　完整的结果报告是得出试验结论的基础。但在试验的结论报告中仍存在相关问题，尽管有完整的试验统计结果报告，但作者可能“过于自信”地根据试验结果报告了肯定性的结论，而系统评价的研究员若未经严格评价纳入这个研究，则很有可能在系统评价中得出错误的结论。

三、单病例随机对照试验的荟萃分析

N-of-1 试验的荟萃分析有以下三种类型：

1. 对单个受试者的治疗结果的合并分析；
2. 对接受多项干预措施的不同受试者的治疗结果的合并分析；
3. 对不同干预措施的多个试验结果的合并分析。

（一）是否对不同试验进行合并分析？

在进行荟萃分析之前，需要明确的是所纳入的试验是否能够在满足临床同质性的基础上进行科学的合并分析。N-of-1 试验的结果只有在试验间具有高度的一致性时才能合并分析，包括试验的实施（相同的医生）、干预措施、患者的临床特征和试验设计等。研究者需对试验的合并分析结果作以合理的解释，并提供待评价的干预和对照措施以及受试者的所有相关信息，若相关信息存在较多的变异性或不确定性时，则试验不能够进行合并分析。

（二）荟萃分析的统计模型

确定试验间不存在异质性而进行合并分析时，需根据试验数据的特点选择不同的统计方法，具体的方法详见表 8-3。

表 8-3　荟萃分析的统计模型

数据类型	统计模型
单个试验或受试者的数据	固定、随机效应模型
试验期的数据：试验效应的多重评估	随机效应模型或混合模型
试验中不同时间的随机分配数据集：①第一治疗期，类似于随机平行对照试验；②前两期的组间随机化干预（AB/BA 的交叉设计）	群体试验设计数据分析的标准模型：① t 检验；②配对 t 检验
全部治疗期的数据	固定或随机效应模型；多重交叉模型；重复测量模型；线性混合模型；贝叶斯分级模型

1. 固定效应模型和随机效应模型　假设每个试验都有一个效应值 y_i，其可以是单一或复合结局指标。在固定效应模型中，认为效应值围绕一个总体的真实平均效应值 α 随机变化：

$$y_i = \alpha + \varepsilon_i;\ \varepsilon_i \sim N(0, \sigma_i^2) \qquad \text{式 8-1}$$

其中 σ_i^2 是 y_i 的方差，若试验中无重复测量数据，则不存在方差值；若不同试验设计不存在异质性，则可在分析时认为方差相等。如果试验的重复测量和治疗周期数很小，则方差估计值缺乏精确性，应采用合并方差值代替。

如果试验中测量多个结局指标，则应采用多变量模型，则 y_i 是试验中的估计效应变量，α 为平均效应变量，ε_i 符合多元正态分布，σ_i^2 被变量协

方差矩阵 Σ_i 所取代。

在随机效应模型中，估计效应值 y_i 围绕试验的特定效应值 α_i 变化，α_i 随试验的整体效应值 α_0 而改变：

$$y_i = \alpha_i + \varepsilon_i;\ \varepsilon_i \sim N(0, \sigma_i^2);\ \alpha_i \sim N(\alpha_0, \tau^2) \qquad \text{式 8-2}$$

或者：

$$y_i = \alpha_0 + \alpha_i + \varepsilon_i;\ \varepsilon_i \sim N(0, \sigma_i^2);\ \alpha_i \sim N(0, \tau^2) \qquad \text{式 8-3}$$

在这里，σ_i^2 描述的是试验内部效应值的变异性，τ^2 描述的是试验之间效应值的变异，而估计 τ^2 值需要足够数量的试验。

2. 混合模型　混合模型能够结合患者自身和患者与患者之间的试验数据，可以应用于单个患者数据（IPD）荟萃分析。y_{ij} 代表 j 试验期中第 i 期的效应值，j=1，…，J，y_i =（y_{i1}，…，y_{iJ}）。混合模型简单理解是随机效应模型的另一种形式，y_i 认为是带有均值 μ_i 和 J×J 变量协方差矩阵 Σ_i 的正态分布的多元变量。试验内部和试验间的设计和差异性的来源很有可能决定了 μ_i 和 Σ_i 的形式。

3. 完整数据集建模　上述模型可扩展对多个 N-of-1 试验的全数据集进行分析，m、i、j、k、l 分别表示受试者（试验）、监测值、治疗期、治疗区组，应用随机效应模型得到 y_{mijkl}：

$$y_{mijkl} = \alpha_m + \beta_1 + \gamma_k + \delta_{j(k)} + \varepsilon_{i\{j[k(m)]\}} \qquad \text{式 8-4}$$

四个变量表示一个区组内受试者、干预措施、区组和治疗期的差异性以及一个区组内的一个治疗期受试者自身的监测值。效应值是固定的，而受试者或试验在 $\alpha_m \sim N(\alpha_0, \sigma_a^2)$ 分布中随机变化，其中 α_0 是整体效应值，干预措施、区组和治疗期的效应值是以均值为 0，方差分别为 σ_γ^2、σ_δ^2 和 σ_ε^2 的正态分布。

4. 考虑到时间因素的效应　上述模型可以在考虑了时间趋势和后遗效应的统计分析中应用。对第 i 位受试者合并了时间因素 t 的结局指标 y 进行荟萃分析：

$$y_{it} = \alpha_i + \beta_t T_t + \gamma X_t + \varepsilon_{it} \qquad \text{式 8-5}$$

其中，T_t 是以 t 为变量的时间值，X_t 是开始接受治疗的时间指标。这个模型评估了试验的效应值（受试者效应，α_i）、时间相关的线性趋势（β）、治疗效应值（γ）和其他变异（ε_{it}）。这一模型可用于随时间变化的其他相关效应以及非线性因素，季节性影响、受试者之间的相互影响和造成受试者间差异性的其他因素。

5. 贝叶斯（Bayesian）模型　Bayesian 模型建立在上述模型的公式基础上，在每个未知参数中添加先验，以后验分布的形式表示参数估计值（而不是标准频率分析中的最大似然估计），从后验分布中得到疗效的比较等试验的结论。

（三）如何选择荟萃分析的模型

1. 固定效应模型与随机效应模型的选择　当试验间存在较大异质性，以及需要降低试验内部差异的敏感性时，应选择随机效应模型。所有的荟萃分析中，固定效应模型用于只有试验内部差异性的荟萃分析；而随机效应模型用于既有试验内部亦有试验间差异的荟萃分析。总体效应值是根据每个试验的效应值计算出的加权平均值。固定效应模型中，仅对试验内部差异计算加权；而随机效应模型中，加权的效应值合并了试验内部和试验间的差异，故随着试验间的差异性增大，试验内部差异的影响相对减小，每个试验的权重趋于相似。

2. 通过试验内部方差的共评价提高稳健估计值　典型的 N-of-1 试验，因其样本量较小，估计效应值的方差精确性较差。对于简单的固定效应模型和随机效应模型，试验内部方差的共评价可通过合并试验来计算。同样，对于混合模型，可以计算试验内部协方差的共评价矩阵。除了对试验内部方差提供一个更稳健的估计值外，这种方法能够减少估计所需的参数数量。需要注意的是，有时可以考虑采用不同的模型进行评估以提高估计值的稳定性和结果的可解释性。

3. 添加适当的先验信息以提高贝叶斯分析估计值的准确性　Zucker 等从一项已发表的使用了相同干预措施治疗的交叉试验中获得了先验分布，先验信息不仅提高了试验估计值的准确性，亦有助于对其他未直接观察到的参数进行估计，如具有试验特异性的方差与协方差。需要强调的是，N-of-1 试验与 RCT 的荟萃分析的不同在于，在 N-of-1 试验中，试验的数量在数据分析中所占的权重远远大于试验中可获取的受试者的数量，因此先验信息数据更多地提供了试验间的差异信息。所以贝叶斯模型对 RCT 的先验估计不太敏感，较少应用。

（四）如何确定 N-of-1 试验的荟萃分析的样本量 - 试验精确度

进行 N-of-1 试验的荟萃分析，准确估计试验内部和试验间的差异性至关重要，而这一估计取决于每次试验中的治疗期数和试验次数。

如何进行数据的选择：Duan 等通过简单随机效应模型，计算了试验次数为 M，N 对治疗期的平均效应方差，并与经典的两周期（AB/BA）的交叉设计试验在试验间方差（τ^2）和试验内部方差（σ^2/N）进行了几种组合的比较。

假设独立试验，计算精度为 $\omega= M / (\tau^2 + 2\sigma^2/ N)$。

对于固定的 τ^2 和 σ^2，随着试验次数 M 的增加和试验中重复测量次数 N 的增加，ω 值增加。

M 和 N 所占的权重取决于试验内部和试验间差异的相对大小。

如果试验间差异相对较小，则试验中对受试者的多重测量有助于提高精确度。

相反，如果试验间差异较大，则需要更多的试验而不是重复测量。

总的来说，对估计精确性较差的参数进行多重测量是一般准则，且需根据总体估计值对精确度的要求以及试验差异性的大小具体分析。

（五）如何确定 N-of-1 试验的荟萃分析的样本量 - 统计效应

通过对统计效应的分析，能够确定比较干预措施疗效的 N-of-1 试验的荟萃分析的样本量，可以理解为确定不同干预措施疗效差异的概率值。多数情况下，可以通过之前的研究或专家意见获得试验的先验信息，包括不同干预措施疗效的真实差异或临床相关差异，可用于设计高质量的临床试验。

以一个加巴喷丁对比安慰剂治疗慢性神经性疼痛的 N-of-1 试验为例，来讨论荟萃分析的统计效应。假设以受试者机体功能受限为主要结局指标进行荟萃分析，据估计，疗效差异为 0.6/0.2，每位受试者成对的治疗周期为 6，如何确定需要多少独立的试验以保持确定疗效差异的高概率。首先必须明确疗效差异如何估计（如何分析数据）；采用无区组、无周期及线性因素的随机效应模型，假设个体效应和后遗效应的变异性服从正态分布，方差为 1，假设受试者对干预措施的反应具有独立的一致性和相同的疗效差异。实际应用中，需考虑参数的不确定性（疗效差异 0.2 的标准误差）以及模型的因素（相同的疗效差异或区组效应）等。

在确定了统计分析方案、模型以及定义受试者数据等相关参数后，进行假设检验以分析不同干预措施之间是否存在显著性差异（显著性水平

0.05），并多次重复检验过程，得到统计效应的估计值。结果表明随着受试者数量的增加，试验的统计效应亦增大。

一般情况下，80% 的统计效应是较为合理的，需要完成约 22 个独立试验；若再增加 11 个试验，则可将统计效应提高到 90% 左右。对统计效应进行估计时，假设检验能够模拟荟萃分析中可能观察到的潜在数据，其重要的优势在于分析时允许出现丢失数据。Yelland 等的研究显示，仅 65% 的试验完成了全部 3 个周期。故试验的结果会受到许多缺失数据的影响，在估计统计效应时，应充分考虑这一问题。

四、单病例随机对照试验荟萃分析的特点

如何将从 N-of-1 试验中获得的证据纳入系统评价或荟萃分析中是需要遵循一定的方法和规律的。首先需要强调的是，所筛选的 N-of-1 试验必须经过审慎和严格的设计，N-of-1 试验的质量是系统评价和荟萃分析的首要问题。尽管 N-of-1 试验允许在满足患者和医生的临床目标方面具有很大的灵活性，但一个 N-of-1 试验若要提供准确、具有可重复性和可比较性的临床证据，必须秉持规范的设计原则，中央化的试验设计有助于临床医生开展规范的 N-of-1 试验，在保证原则的前提下，依然保持试验的灵活性且易于实施。

Gabler 等对 1985 年至 2010 年期间发表的 2 154 名受试者的 108 个试验进行系统评价，结果显示 N-of-1 试验有助于提高医疗干预措施评估的精确性，同时建议试验结果中应明确报告受试者的个人数据信息，以便进行准确的荟萃分析。N-of-1 试验的系统评价应合理的设计、实施和报告，清晰地描述对干预措施进行系统比较所需的所有内容，且体现出试验中的个体化特征。N-of-1 试验的系统评价在某种意义上具有广泛的代表性，因其所进行的干预措施的比较和概括是适用于一个特定群体的。如果一项评价仅包含了疗效具有显著差异性的试验（发表偏倚），则其结论不能够推广至整个群体，但其仍然有助于指出试验的优势和局限性、试验报告中的问题、发表的缺陷或试验信息的获取等与系统评价相关的问题。

在进行荟萃分析时，因不同试验的设计和报告均有较大差异，故需要仔细地审定方案及分析数据，统计模型的选择需要充分考虑到这些差异

性，以提供有效的合并分析的评估值。N-of-1 试验中，若每个受试者的观察信息很有限且试验内部差异性不明确，则包含复杂差异结构的模型可能不能应用于试验数据的合并分析。若试验或系统评价本身存在较多的不确定性，则建议不要进行荟萃分析。在具有足够信息的前提下，荟萃分析能够估计干预措施的总体效应，提供优于标准临床试验的评估结果和结论。

目前，越来越多的研究者关注 N-of-1 试验并开展试验。Kravitz 等编写了 N-of-1 试验的设计和操作指南。而对 N-of-1 试验进行系统评价和荟萃分析是循证医学研究中的下一个逻辑步骤，需要规范的准则和方法的指导。

第九章 单病例随机对照试验的经济学评价

第一节　药物经济学研究方法

一、医疗费用的增长对药物经济学研究的需求

医疗费用的快速增长是全球面临的重大问题之一。在一定时期内，用于卫生保健服务的资源是有一定限度的。如何在确保医疗水平不降低的前提下，合理使用医疗经费是亟待解决的难题之一。基于经济学的理论和方法，开展药物经济学评价，有利于合理配置资源、缓解医疗费用的过快增长。

药物经济学是指应用经济学原理和方法研究和评估医疗成本与效果、效益、效用等之间相互关系的学科，其重要目的之一是合理分配健康资源，指导政府医疗决策以及个体患者的临床合理用药等。

二、药物经济学研究的设计类型

药物经济学研究的设计类型有很多种，包括前瞻性队列研究、回顾性队列研究、临床试验、文献研究、多种类型的混合研究等。

前瞻性队列研究是按照是否具有暴露因素（例如：某项治疗措施）将患者分为暴露组和对照组，前瞻性地随访观察暴露因素与结局之间关系的研究设计。该设计能够反映真实世界条件下干预措施疗效与成本之间的关系，具有较好的外部真实性。但是，存在研究周期较长、混杂因素较多、患者依从性较差等问题，内部真实性可能比较低。

回顾性队列研究是按照既往是否具有某种暴露因素（例如：某项治疗

措施）将患者分为暴露组和对照组，收集资料，分析既往暴露因素与当前结局之间关系的研究设计。该设计的研究周期短，外部真实性较好。但是，可能存在回忆偏倚、选择偏倚等问题。

临床试验是指将符合条件的患者分为试验组和对照组，随访观察，对干预措施的经济学进行评价。干预措施的经济学评价可以与疗效评价一起进行，也可以单独进行。该设计具有较好的内部真实性，但是，外部真实性可能较低。

三、药物经济学研究涉及的几个重要概念

（一）成本

成本（cost）是指实施某一治疗方案所投入的各种资源消耗（人力、财力、物力等）。成本的范围和大小将直接影响药物经济学评价的结果，从而影响医疗决策。成本包括直接成本、间接成本和隐性成本。

直接成本（direct cost）是指用于药物治疗或其他治疗所付出的代价或资源的消耗，包括直接医疗成本（住院费、药费、诊疗费、实验室检查费等）与直接非医疗成本（患者及家属的交通费、伙食费等）。

间接成本（indirect cost）是指由于伤病或死亡所造成的生产力损失，包括休学、休工、过早死亡所造成的工资损失等。

隐性成本（intangible cost）指与生活质量相关的成本。包括因疾病引起的疼痛，精神上的痛苦、紧张和不安，生活与行动的某些不便，或诊断治疗过程中带来的担忧、痛苦等。

（二）效果

效果（effectiveness）是药物经济学评价中收益的表示方式之一，是指用一般医疗卫生服务的卫生统计指标或疾病和健康影响的结果指标来表示干预方案的有益产出或有用结果，通常是患者自然健康结果的变化，例如：发病率或死亡率的降低，疾病的治愈率等。

效果指标通常分为中间指标和终点指标两大类。中间指标一般指预防和临床治疗的短期效果指标，通常为特定治疗周期结束时的治疗结果。中间指标可分为两类，一类是临床各种实验室检测和诊断结果，反映治疗过程中疾病状况的改变；另一类是预测和判定疾病进展或严重程度的指标，例如肿瘤的分期。中间指标的获取通常耗时较短、简便易行。终点

指标是反映干预措施长期效果的指标，例如：发病率、治愈率、死亡率等。终点指标能直接反映患者最终是否获益，但是，终点指标的获取通常耗时较长、费用较高。

（三）效用

效用（utility）是指某个干预方案满足人们某些需要的能力，例如：人们对不同健康水平和生活质量的满意程度。效用常用的指标包括质量调整生命年和失能调整生命年。

质量调整生命年（quality adjusted life years，QALYs）是指由于实施某个干预方案挽救了人的生命或不同程度地延长了寿命。但是，不同的人其延长的生命质量不同，将不同生活质量的生存年数换算成相当于完全健康人的生存年数。

失能调整生命年（disability adjusted life years，DALYs）是指从发病到死亡所损失的全部健康寿命年，包括因早逝所致的寿命损失年（years of life lost，YLL）和疾病所致伤残（失能）引起的健康寿命损失年（years lived with disability，YLD）两部分，是对疾病引起的非致死性健康结果与早逝的复合评价指标，用来衡量人们健康的改善和疾病的经济负担。

（四）效益

效益（benefit）是指效果的货币表现，即用货币表示干预方案的有用效果。效益包括直接效益、间接效益和无形效益。

直接效益（direct benefit）是指实行某个干预方案之后所节省下来的资源，例如：发病率的降低减少了诊断、治疗、住院、手术或药品费用以及其他相关卫生资源的消耗。

间接效益（indirect benefit）是指实行某个干预方案后所减少的其他方面的经济损失，例如：发病率的降低或住院人数和天数的减少，避免患者及陪同家属的工资、奖金损失等。

无形效益（intangible benefit）是指实行某个干预方案之后减轻或避免了患者肉体或精神上的痛苦，以及康复后带来的舒适和愉快等。

四、药物经济学的评价方法

药物经济学评价方法主要包括成本效果分析、成本效益分析、成本效用分析和成本最小化分析。

（一）成本效果分析

成本效果分析（cost-effectiveness analysis，CEA）是一种评价各种健康干预效果与成本的方法，基本思想是成本的效果最大化或效果的成本最小化，通过计算不同方案或疗法的每一效果单位所消耗的成本，以成本效果比的形式为决策者提供决策依据。

成本效果分析方法包括平均成本效果比法（每产生 1 个效果所需的成本，如每延续生命一年所花费的货币数）、额外成本与额外效果比值法（产生的一个额外效果所需的额外成本）、增量成本与增量效果比值法（当一种治疗手段与其他可替代的治疗手段相比较时，采用不同治疗手段时治疗成本的变化与效果变化的比值）。

成本效果分析可以使用货币或反映患者健康状况变化的指标作为效果指标。成本效果分析的结果表现为预防某一疾病发生的费用、挽救一条生命的费用或者延长每一个生命年所需成本等。需要注意的是，成本效果比最小的方案，不一定是成本最低的方案。CEA 一般用于单一健康结果、相同目标、同类指标的比较。

（二）成本效益分析

成本效益分析（cost-benefit analysis，CBA）是比较干预方案所消耗的成本和预期效益的一种方法。此时干预方案的成本和预期效益采用相同的货币单位衡量。通过比较各种干预方案的预期效益和全部成本所转换的货币来比较这些干预方案的净效益，为干预方案的选择提供经济学依据。CBA 由于成本和产出都用货币单位衡量，因而不仅不同方案之间可以通过货币换算来比较优劣，而且也能比较投入与产出效益的大小。因此，CBA 与只能对单个干预方案进行评价的 CEA 相比，具有更大的优势。

成本效益分析常用的计算方法包括成本效益比值法（cost-benefit ratio，CBR）和净现值法（net present value，NPV）。成本效益比值法是通过比较各个方案的效益成本比来确定最优方案。净现值法是根据货币时间价值的原理，消除货币时间因素的影响，将过去或者未来的货币价值进行贴现，然后比较效益与成本的差值。CBA 应用于多种健康结果的比较。

（三）成本效用分析

成本效用分析（cost utility analysis，CUA）是通过比较多个干预措施的投入和产生的效用来衡量各干预措施优劣的方法。一般采用质量调整生命年（quality adjusted life years，QALYs）进行测量。

QALYs 是用生活质量效用值为权重调整的生命年数，计算过程同时考虑了生存质量和数量的变化，并整合为一个综合的结局指标。如果计划评价某种疾病诊断方法在确诊时间和诊断准确率方面的多重优势，可以通过计算每延长一个 QALYs 所用的成本进行比较。对于个体来讲，效用由两部分组成：生活年数和生活质量。生活年数是人从出生到死亡的时间数量，生活质量是人在生与死之间每一时点上的质量，用生活质量效用值表示。

成本效用分析中常用的确定健康状况效用值（或失能权重）的方法有 3 种。①专家评价法：挑选相关专家根据经验进行评价，估计健康效用值或可能的范围，然后进行敏感性分析以探究评价的可靠性。②文献法：利用现有文献中使用的效用值指标，需要注意与自己研究的一致性。③抽样调查法：自己设计方案进行调查研究获得需要的效用值。

（四）成本最小化分析

成本最小化分析（cost minimization analysis，CMA）是通过比较两种或两种以上产出结果相同的干预方案的成本，进而对不同方案进行评价和选择的方法。

CMA 的应用前提是各个备选方案的产出结果基本相同或相近，仅测量和比较各个方案的成本差异，然后根据各个方案的成本差异进行最优方案的选择。在现实中，不同方案产出结果大多不同，证明备选方案获得的产出结果相同或相近也不容易。所以，CMA 的应用范围比较局限。

第二节　单病例随机对照试验的经济学评价方法

一、开展单病例随机对照试验经济学评价的必要性和可行性

药物经济学评价证据通常来源于群体水平，例如：随机对照临床试验、队列研究等，反映的是所有使用该治疗措施受试者的成本与效果、效益、效用等相互关系的平均值。由于个体之间的差异，一部分患者可能因为使用该治疗措施而获益；另一部分患者可能不会获益；有些甚至导致疾

病的进一步恶化。当个体之间的变异较大时，这种差异会更加显著。群体水平的证据能够从整体水平回答某个治疗措施是否有效和经济，但是，很难从总人群中剥离出对治疗措施起效的那部分患者并评价治疗措施的性价比。所以，群体水平的经济学评价通常由于纳入了对治疗措施无效的患者而导致估计的偏倚。基于群体水平的药物经济学评价结果并不一定完全适用于个体患者。将基于群体水平的经济学评价证据用于个体临床决策时可能导致资源的浪费。所以，开展个体化的经济学评价具有必要性。

N-of-1 试验主要用于评估不同治疗措施在个体患者内部的疗效。N-of-1 试验能够精确测量个体患者的治疗成本和疗效。所以，N-of-1 试验可以用于个体化的成本效益评估。由于所需病例数较少，N-of-1 试验非常适合对治疗费用较高且尚无最优治疗措施的疾病进行个体化的经济学评价。

当开展经济学评价时，N-of-1 试验与随机对照临床试验并不矛盾。当研究者关注的是整个人群医疗相关的经济学问题或者是为政府决策提供依据时，开展随机对照临床试验是一种较为可行的做法。当研究者关注的是患者个体医疗相关的经济学问题时，N-of-1 试验可能更占优势。同时，将多个 N-of-1 试验合并也可实现群体水平的经济学评价。所以，这两种设计在经济学评价中是相互补充的关系。

N-of-1 试验在合并过程中利用的是患者的个体数据，所以，N-of-1 试验还可以用于干预措施成本和获益在个体之间异质性的分析。当研究人群较难募集时，群体水平的临床试验可能较难开展或者周期较长，N-of-1 试验所需样本量较小，更有利于研究人群的招募。

需要指出的是，N-of-1 试验的经济学评价研究尚处于探索阶段。在精准医学的时代下，能够精确估计患者疗效和花费的优势有利于 N-of-1 试验在经济学评价领域的推广和应用。但是，相关的研究方法尚待进一步完善。

二、单病例随机对照试验经济学评价的指标

疗效指标的选择受到疾病、人群、研究目的等多种因素的影响。费用的构成也是多种多样的，包括直接和间接费用、固定和可变费用等。支付

者的不同（政府、个人、团体等）同样会影响经济学评价的费用构成。所以，开展 N-of-1 试验的经济学评价时，研究者需要慎重选择疗效和费用的测量指标。

增量成本（incremental cost，IC）、增量效果（incremental effect，IE）、增量成本 - 效果比（incremental cost-effective ratio，ICER）是成本效果分析的三个重要评价指标。在群体水平下，IC 通过计算干预组消耗的成本 $Cost_{int}$ 与对照组消耗的成本 $Cost_{comp}$ 之差获得：

$$IC=Cost_{int}-Cost_{comp} \qquad 式 9\text{-}1$$

IE 通过计算干预组获得的疗效 $Effect_{int}$ 与对照组获得的疗效 $Effect_{comp}$ 之差获得：

$$IE=Effect_{int}-Effect_{comp} \qquad 式 9\text{-}2$$

ICER 通过 IC 与 IE 之比获得：

$$ICER=\frac{IC}{IE} \qquad 式 9\text{-}3$$

与群体水平下 ICER 的计算方法不同，在 N-of-1 试验的 ICER 计算方法中，IC 通过计算单个患者内部所有干预组的平均花费（$\sum Cost_{int}/n_{int}$）和所有对照组的平均花费（$\sum Cost_{comp}/n_{comp}$）之差获得：

$$IC_i=\frac{\sum Cost_{int}}{n_{int}}-\frac{\sum Cost_{comp}}{n_{comp}} \qquad 式 9\text{-}4$$

IE 通过计算单个患者内部所有干预组的平均疗效（$\sum Effect_{int}/n_{int}$）和所有对照组的平均疗效（$\sum Effect_{comp}/n_{comp}$）之差获得：

$$IE_i=\frac{\sum Effect_{int}}{n_{int}}-\frac{\sum Effect_{comp}}{n_{comp}} \qquad 式 9\text{-}5$$

ICER 通过单个患者内部 IC 与 IE 之比获得：

$$ICER_i=\frac{IC_i}{IE_i} \qquad 式 9\text{-}6$$

N-of-1 试验由多轮次治疗构成。每个轮次包括一个干预治疗期和一个对照治疗期。因为存在受试者只完成其中某一个治疗期的可能性，所以，在指标的计算过程中，试验组和对照组的分母 n 可能不同。当研究者开展多个 N-of-1 试验时，可以通过计算所有 N-of-1 试验 ICER 的平均值来获得群体水平下的ICER估计。

三、开展单病例随机对照试验经济学评价的影响因素

（一）N-of-1试验应用条件的限制

N-of-1试验主要适用于慢性疾病、干预措施起效快、停止治疗后疗效消失快的疾病。所以，在应用N-of-1试验进行经济学评价时，需要考虑研究疾病的限制。

（二）费用支付者的不同

治疗措施费用支付者的不同将会影响经济学评价研究方法的选择。从制定政策的角度来讲，群体水平的经济学评估更有利于决策者做出决定。当研究目的是评价单个患者用药经济性时，开展N-of-1试验可能更为适宜。费用支付方式的不同也可能会影响药物的使用，进而影响费用支出的种类和数量。

（三）费用支出的多样性

N-of-1试验费用支出是多方面的，例如：研究者培训、讨论会、信息采集等。增加样本量可以降低每个患者所花费的平均试验费用。如果研究目的是识别对药物起效的患者并对这部分人群开展经济学评价，那么，筛选患者的费用也应当计入经济学评价中。由于事先可能无法获知对药物起效患者占总人群的比例，这可能导致费用的增加。

（四）患者意愿

在临床实践中，患者可能因为各种原因不选择最经济实惠的治疗措施，例如：换药改变患者服药习惯、消费习惯、患者经济水平等因素。开展N-of-1试验需要消耗患者一定的时间。所以，N-of-1试验的经济学评价并不是适合于每个患者。

参考文献

1. Duan N, Kravitz RL, Schmid CH. Single-patient (n-of-1) trials: a pragmatic clinical decision methodology for patient-centered comparative effectiveness research. J Clin Epidemiol, 2013, 66(8 Suppl): S21-S28.
2. Shamseer L, Sampson M, Bukutu C, et al. CONSORT extension for reporting N-of-1 trials (CENT) 2015: Explanation and elaboration. BMJ, 2015, 14(350): h1793.
3. 刘建平. 单个病例随机对照试验的设计与应用. 中国中西医结合杂志, 2005, 25(3): 252-254.
4. 黄海茵, 杨佩兰, 张誉清, 等. 单病例随机对照试验在中医药研究中的潜在价值与可行性. 上海中医药杂志, 2012, 46(8): 3-8.
5. Gagne JJ, Thompson L, O'Keefe K, et al. Innovative research methods for studying treatments for rare diseases: methodological review. BMJ, 2014, 349: g6802.
6. OCEBM Levels of Evidence Working Group. The Oxford levels of evidence 2. Oxford Centre for Evidence-Based Medicine, 2011. [2019-06-20]. www.cebm.net/index.aspx?o=5653.
7. Kravitz RL, Duan N, eds. and the DEcIDE Methods Center N-of-1 Guidance Panel. Design and implementation of N-of-1 trials: a user's guide. Rockville: Agency for Healthcare Research and Quality, 2014.
8. Guyatt G, Jaeschke R, McGinn T. N-of-1 randomized controlled trials. In: Guyatt G, Rennie D, Meade MO, Cook DJ, eds. Users'guides to the medical literature: a manual for evidence-based clinical practice. 2nd ed. New York: McGraw-

Hill, 2008.

9. Haiyin Huang, Peilan Yang, Jingjing Xue, et al. Evaluating the Individualized Treatment of Traditional Chinese Medicine: A Pilot Study of N-of-1 Trials. Evid Based Complement Alternat Med, 2014, 2014: 148730.

10. Guyatt GH, Keller JL, Jaeschke R, et al. The n-of-1 randomized controlled trial: clinical usefulness.Ann Intern Med, 1990, 112(4): 293-299.

11. Zucker DR, Ruthazer R, Schmid CH. Individual(N-of-1)trials can be combined to give population comparative treatment effect estimates: methodologic considerations. J Clin Epidemiol, 2010, 63: 1312-1323.

12. 王辉，陈静，商洪才. 单病例随机对照试验设计在中医药临床研究的探索与实践. 中华中医药杂志，2010，25(11): 1823-1828.

13. Guyatt G, Sackett D, Adachi J, et al. A clinician's guide for conduction randomized trials in individual patients. CAMJ, 1988, 139(6): 497-503.

14. Guyatt G, Sackett D, Taylor DW, et al. Determining optimal therapy-randomized trials in individual patients. N Engl J Med, 1986, 314(14): 889-892.

15. Zucker DR, Schmid CH, McIntosh MW. Combining single patient(n-of-1) trials to estimate population treatment effects and to evaluate individual patient responses to treatment. J Clin Epidemiol, 1997, 50(4): 401-410.

16. Price JD, Grimley EJ. An N-of-1 randomized controlled trial('N-of-1 trial')of donepezil in the treatment of non-progressive amnestic syndrome. Age Ageing, 2002, 31: 307-309.

17. Wegman AC, van der Windt DA, Bongers M, et al. Efficacy of temazepam in frequent users: a series of N-of-1 trials. Fam Pract, 2005, 22: 152-159.

18. Träder J. feverfew as preventive therapy for migraine: N-of-1-trial for verification of individual efficacy. ZFA, 2007, 83: 238-241.

19. Nonoyama ML, Brooks D, Guyatt GH, et al. Effect of oxygen on health quality of life in COPD patients with transient exertional hypoxemia. Am J Respir Crit Care Med, 2007, 176: 343-349.

20. Pereira JA, Holbrook AM, Dolovich L, et al. Are brand-name and generic warfarin interchangeable? multiple n-of-1 randomized, crossover trials. Ann Pharmacother, 2005, 39: 1188-1193.

21. Schwartz D, Lellouch J. Explanatory and pragmatic attitudes in therapeutical trials. J Clin Epidemiol, 2009, 62: 499-505.
22. Kamien M. The use of an N-of-1 randomised clinical trial in resolving therapeutic doubt: the case of a patient with an 'attention disorder'. Aust Fam Physician, 1998, 27(suppl2): S103-105.
23. 方积乾. 医学统计学. 第7版. 北京: 人民卫生出版社, 2008.
24. 蹇文渊. 芪明颗粒治疗糖尿病视网膜病变的单病例随机对照试验研究. 成都中医药大学, 2013.
25. 李江. 单病例随机对照试验在中医药领域中的应用研究. 兰州大学, 2015.
26. Chen X, Chen P. A comparison of four methods for the analysis of N-of-1 trials. PLoS One, 2014, 9(2): e87752.
27. 陈新林, 李海文, 刘凤斌, 等. 单病例随机对照试验的设计和评价方法. 中国循证医学杂志, 2016, 16(2): 242-245.
28. 陈新林, 黄海茵, 张长荣, 等. 2015版CENT声明简介: 单病例随机对照试验报告指南. 中国循证医学杂志, 2016, 16(7): 860-863.
29. 陈新林, 陈平雁. N-of-1无残留效应定量数据混合效应模型的模拟研究. 中国卫生统计, 2013, 30(3): 347-350.
30. Tate RL, McDonald S, Perdices M, et al. Rating the methodological quality of single-subject designs and n-of-1 trials: introducing the Single-Case Experimental Design(SCED) Scale. Neuropsychol Rehabil, 2008, 18(4): 385-401.
31. Tate RL, Perdices M, Rosenkoetter U, et al. Revision of a method quality rating scale for single-case experimental designs and n-of-1 trials: the 15-item Risk of Bias in N-of-1 Trials(RoBiNT) Scale. Neuropsychol Rehabil, 2013, 23(5): 619-638.
32. Tate RL, Perdices M, Rosenkoetter U, et al. The Single-Case Reporting Guideline In BEhavioural Interventions(SCRIBE) 2016 Statement. Aphasiology, 2016, 30(7): 862-876.
33. Spiegelhalter DJ, Myles JP, Jones DR, et al. Bayesian methods in health technology assessment: a review. Health Technol Assess, 2000, 4(38): 1-130.
34. Sung L, Hayden J, Greenberg ML, et al. Seven items were identified for

inclusion when reporting a Bayesian analysis of a clinical study. J Clin Epidemiol，2005，58(3)：261-268.

35. The BaSiS Group. Bayesian standards in science(BaSiS). http://lib.stat.cmu.edu/bayesworkshop/2001/BaSis.html.

36. Chan AW，Tetzlaff JM，Gøtzsche PC，et al. SPIRIT 2013 explanation and elaboration：guidance for protocols of clinical trials. BMJ，2013，8(346)：e7586.

37. Siegelova J，Cornelissen G，Dusek J，et al. Aspirin and the blood pressure and heart rate of healthy women. Policlinico-Sezione Medica，1995，102(4)：177-183.

38. Samuel JP，Bell CS，Hebertwar SA，et al. Office blood pressure measurement alone often misclassifies treatment status in children with primary hypertension. Blood Press Monit，2017，22(6)：328-332.

39. Estrada CA，Young MJ. Patient preferences for novel therapy：an N-of-1 trial of garlic in the treatment for hypertension. J Gen Intern Med，1993，8(11)：619-621.

40. Chatellier G，Day M，Bobrie G，et al. Menard J. Feasibility study of N-of-1 trials with blood pressure self-monitoring in hypertension. Hypertension，1995，25(2)：294-301.

41. Zwaigenbaum PD. "N of 1"Trials of Methylphenidate in Two Children with Williams Syndrome and Attention Deficit Hyperactivity Disorder. Journal of Developmental and Physical Disabilities，2006，18(1)：45-58.

42. Haas DC，Sheehe PR. Dextroamphetamine pilot crossover trials and n of 1 trials in patients with chronic tension-type and migraine headache. Headache，2004，44(10)：1029-1037.

43. Ferreira JJ，Mestre T，Guedes LC，et al. Espresso Coffee for the Treatment of Somnolence in Parkinson's Disease：Results of n-of-1 Trials. Front Neurol，2016，7：27.

44. 张昕，黄李法，李徐．高血压脑出血术后患者单病例随机对照临床试验．浙江中医药大学学报，2012，36(08)：871-873.

45. Malboeuf-Hurtubise C，Lacourse E，Herba C，et al. Mindfulness-based

Intervention in Elementary School Students With Anxiety and Depression: A Series of n-of-1 Trials on Effects and Feasibility. J Evid Based Complementary Altern Med, 2017, 22(4): 856-869.

46. Nyman SR, Goodwin K, Kwasnicka D, et al. Increasing walking among older people: A test of behaviour change techniques using factorial randomised N-of-1 trials. Psychol Health, 2016, 31 (3): 313-330.

47. Sniehotta FF, Presseau J, Hobbs N, et al. Testing self-regulation interventions to increase walking using factorial randomized N-of-1 trials. Health Psychol, 2012, 31(6): 733-737.

48. Bruera E, Schoeller T, Maceachern T. Symptomatic benefit of supplemental oxygen in hypoxemic patients with terminal cancer: the use of the N of 1 randomized controlled trial. J Pain Symptom Manage, 1992, 7(6): 365-368.

49. Nathan PC, Tomlinson G, Dupuis LL, et al. A pilot study of ondansetron plus metopimazine vs. ondansetron monotherapy in children receiving highly emetogenic chemotherapy: a Bayesian randomized serial N-of-1 trials design. Support Care Cancer, 2006, 14(3): 268-276.

50. Ennis JD, Harvey D, Ho E, et al. Levodopa/carbidopa to improve motor function subsequent to brain tumor excision. Am J Phys Med Rehabil, 2013, 92 (4): 307-311.

51. 刘建平，张玫，杨闵，等. 单病例随机对照试验设计在中医药研究中的应用. 中国中医药信息杂志，2002(06): 66-68.

52. 刘玉，黄彬，陈生，等. 六味地黄胶囊治疗肝肾阴虚证疗效评价的单病例随机对照双盲试验. 中医杂志，2018, 59(11): 947-951.

53. 薛晶晶，杨佩兰，王洁，等. 评价中医个体化治疗：单病例随机对照试验的初步研究. 循证医学，2016, 16(02): 103-108.

54. 王洁，黄海茵，杨佩兰，等. 个体化方治疗稳定期支气管扩张症的单病例随机对照临床研究. 上海中医药杂志，2016, 50(03): 39-43.

55. 刘志刚，柴程芝，朱欣佚，等. 葛根汤治疗原发性痛经的多基线单病例随机对照试验. 中华中医药杂志，2015, 30(07): 2473-2476.

56. 于大君，翁维良，陆芳，等. 慢性肾脏病Ⅲ期单病例随机对照临床试验. 中医杂志，2012, 53(03): 222-224.

57. 陈炜炜，李宁. 针刺治疗脊髓损伤后下肢痉挛：单病例随机对照试验. 中国针灸，2010，30（06）：473-477.

58. 田永明. 十味益元颗粒治疗化疗骨髓抑制的单病例随机对照试验. 中国中医科学院，2010.

59. Dallery J，Raiff BR. Optimizing behavioral health interventions with single-case designs：from development to dissemination. Transl Behav Med，2014，4（3）：290-303.

60. Lillie EO，Patay B，Diamant J，et al. The n-of-1 clinical trial：the ultimate strategy for individualizing medicine? Per Med，2011，8（2）：161-173.

61. Higgins JP. Cochrane Handbook for Systematic Reviews of Interventions，version 5.1.0（updated March 2011）http：//handbook-5-1.cochrane.org/. Cochrane Collaboration website.

62. Gabler NB，Duan N，Vohra S，et al. N-of-1 trials in the medical literature：a systematic review. Med Care，2011，49（8）：761-768.

63. Jones AP，Riley RD，Williamson PR，et al. Meta-analysis of individual patient data versus aggregate data from longitudinal clinical trials. Clin Trials，2009，6（1）：16-27.

64. Yelland MJ，Poulos CJ，Pillans PI，et al. N-of-1 randomized trials to assess the efficacy of gabapentin for chronic neuropathic pain. Pain Med，2009，10（4）：754-761.